Heike Führ wurde 1962 in Mainz geboren, ist verheiratet und hat 2 erwachsene Kinder - seit 3 Jahren lebt Seelenhund Smiley bei ihr und ihrem Mann.

Sie ist seit 1994 an Multiple Sklerose erkrankt und führt zur Information darüber eine Webseite, sowie eine gleichnamige sehr lebendig laufende Facebook-Seite. Sie ist mittlerweile eine routinierte Bloggerin und arbeitet für mehrere Projekte.

Sie hat bereits 8 MS-Begleitbücher, 2 Kinderbücher, ein „Glücks-Buch" und ein „Freundschafts-Buch", sowie Kochbücher, u.a. „LOW CARB für UNTERWEGS" geschrieben.

Heike Führ ist ausgebildete Erzieherin mit vielen pädagogischen und psychologischen Fort- und Weiterbildungen. Sie belegte auch mehrere Kurse für „Yoga mit Kindern". Diese intensive Zeit und ihr pädagogisches Wissen prägen auch ihr Schreiben.

http://multiple-arts.com/
http://heikef.jimdo.com

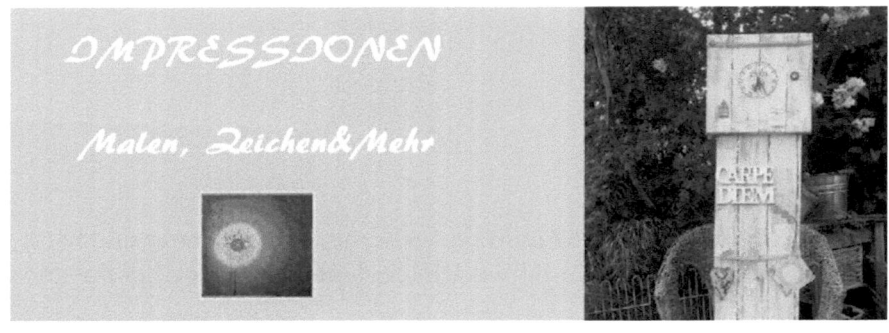

Die zweite Leidenschaft der Autorin gilt neben dem Schreiben dem Malen und Zeichnen. Auf Facebook ist sie hier zu finden:

„Impressionen - Malen, Zeichnen & Mehr"

https://www.facebook.com/IMPRESSIONEN.Kunst/?fref=ts

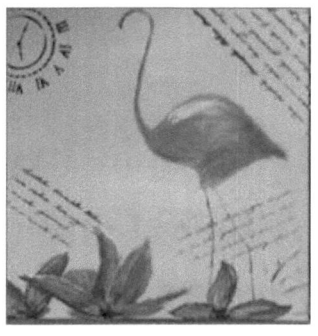

Heike Führ

Gedächtnis-Störungen bei MS
(Kognitive Leistungsstörungen)

„Hilfe, ich vergesse so viel!"

>Gedächtnis-Störungen bei MS

Kognitive Leistungsstörungen

„Hilfe, ich vergesse so viel!"<

© 2016 Heike Führ

Originalausgabe September 2016

© 2016 Herstellung und Verlag:

BoD – Books on Demand, Norderstedt

ISBN: 9783848221608

© 2016 Satz, Layout: Heike Führ

Cover-Foto/Bild: ©Heike Führ

ISBN: 9783848221608

Bibliografische Information der Deutschen Nationalbibliothek: Die Deutsche Nationalbibliothek verzeichnet diese Publikation in der Deutschen Nationalbibliografie; detaillierte bibliografische Daten sind im Internet über http://dnb.de abrufbar. Printed in Germany

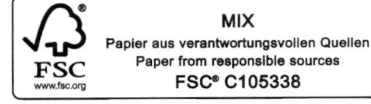

INHALTSVERZEICHNIS

"Du kannst Dir aber auch
gar nichts merken !!!"

"Dafür entdecke ich die Welt

jeden Tag neu !"

VORWORT

Liebe Leser,

unser Gedächtnis ist uns ein besonders heiliges Gut.

Startet man Umfragen, wovor junge Menschen am meisten Angst haben, so ist es der Verlust des Gedächtnisses. Das gilt für älter werdende Menschen genauso: DEMENZ, Gedächtnisverlust, Erinnerungslücken – ein Horror-Szenario!

Es wird schnell ein Szenario der besonderen Art, wenn man an entsprechenden Krankheiten wie Alzheimer oder MS erkrankt ist, denn hier ist die statistische Häufigkeit, dass es zu Demenz oder kognitiven Leistungsstörungen kommt, um ein Vielfaches höher als bei gesunden Menschen.

MS, das kleine Wörtchen mit der großen Bedeutung zeigt uns eventuell schon sehr früh, dass auch das Gedächtnis betroffen sein kann, wenn entsprechende Entzündungsherde (Läsionen) an den dafür entsprechenden Stellen im Gehirn sitzen.

Und dies geschieht völlig unabhängig vom Alter. Es kann Kinder mit MS ebenso treffen wie ältere Jugendliche und Erwachsene. Die meisten MS`ler haben besonders vor dieser Störung Angst, da sie all das zu prophezeien scheint, was sowieso Angst macht, wenn man chronisch krank ist: in Abhängigkeit geraten. Zu erblinden und Gedächtnisstörungen zu haben sind die 2 größten Ängste, neben der Besorgnis, man würde unweigerlich mit MS im Rollstuhl landen.

Keiner der Betroffenen kann sich die Symptome aussuchen, sondern man ist ihnen recht machtlos ausgeliefert. Treten diese Symptome als erkennbarer Schub auf, kann man sie vielleicht mit der Cortison-Stoßtherapie einigermaßen in den Griff bekommen oder sie verschwinden sogar ganz. Aber je fortschreitender die MS ist (oder auch bei der progredienten/schleichenden Verlaufsform), können sich diese Symptome allerdings auch zunächst unbemerkt einschleichen.

Oft fällt es einem Außenstehenden auf, dass man „vergesslicher" wird, oder man spürt es selbst. Eine harte Erkenntnis. Mein Lieblingsbeispiel ist „mein" Anschalten der Waschmaschine: Wenn ich daran denke (!) stelle ich mir schon einen Wäschekorb in den Flur, der mich daran erinnern soll, dass ich eine Waschmaschine angestellt habe (sie befindet sich im Keller). Mit noch mehr Glück schreibe ich mir noch dazu einen Zettel, den ich so deponiere, dass ich ihn auch sehe. Aber trotz all dieser Maßnahmen ist es mir schon sehr oft passiert, dass ich die Maschine völlig vergessen habe und mir mein Mann dann abends sagte: „Übrigens, im Keller ist die Waschmaschine noch an!" und mittlerweile grinsen wir schon beide, da wir das Spiel kennen. Das ist aber ein harmloses Beispiel.

Ein schwerwiegenderes Beispiel ist, dass ich beispielsweise am Kochen war und Reis aufgesetzt habe. In der Zwischenzeit habe ich Salat vorbereitet und wunderte mich, warum es in der Küche (in der ich mich ja befand) plötzlich so stank. Es ist mir fast peinlich, das so zu sagen, aber trotz, dass ich in der Nähe des Herdes stand, ist mir nicht der kochende Reis eingefallen. Irgendwann habe ich der dampfenden Quelle nachgespürt und habe dann natürlich den mittlerweile schon angebratenen Reis entdeckt. Ich weiß noch welche Gefühle das in mir ausgelöst hat: ich stehe dabei, nebenan und bekomme nichts mit und weiß mir kaum zu helfen… Hilflosigkeit, Ohnmacht… Wut, Scham, Verzweiflung..!

Zum Glück ist mir so etwas nicht noch einmal passiert, aber es zeigt ganz deutlich auf, wie dusselig man sein kann und selbst daneben stehend nicht mitbekommt, dass gerade etwas auf dem Herd anbrennt… Für mich ein Drama. Da ist es schon fast lächerlich, dass ich neulich, als ich einkaufen fuhr, zwar alle Fenster im Haus geschlossen hatte, aber die Terrassentür offen stehen ließ, worüber sich mein Hund sicher sehr gefreut hat. Ich bemerkte dies erst beim Nachhausekommen.

Natürlich hat es mich deshalb auch besonders interessiert, diesen kognitiven Störungen auf den Grund zu gehen, zumal ich in den vielen MS-Gruppen auf Facebook ähnliche Geschichten las.

Die Auswirkungen der kognitiven Einschränkungen auf das Leben von MS-Betroffenen hängen verständlicher Weise unter anderem davon ab, inwieweit diese im Alltag auf ihre geistige Leistungsfähigkeit angewiesen sind. Deshalb ist die Grundlage für einen erfolgreichen Umgang immer eine genaue individuelle Abklärung beim Neurologen.

„Zu den kognitiven Fähigkeiten eines Menschen zählen u. a. die Wahrnehmung, die Aufmerksamkeit, die Erinnerung, das Lernen, das Problemlösen, die Kreativität, das Planen, die Orientierung, die Imagination, die Argumentation, die Introspektion, der Wille, das Glauben und einige mehr. Auch Emotionen haben einen wesentlichen kognitiven Anteil." (https://de.wikipedia.org/wiki/Kognition)

Wie immer in meinen Büchern möchte ich auch hier darauf hinweisen, dass ich medizinischer Laie bin und nicht Lehrbücher „neu" schreiben möchte. Ich verlasse mich beim Schreiben auf Recherchen und ärztlichen Rat und berichte vor allem aus meinem eigenen Erleben. Deshalb erhebe ich keinen Anspruch auf 100%ige wissenschaftliche Info, sondern fasse lediglich aus vielen wissenschaftlichen Berichten, aus Erfahrungen Betroffener und eigenen Erlebnissen zusammen.

Des Weiteren können Sie natürlich unter den angegebenen Links (die ich bewusst hinter entsprechende Stellen setze) weitere und ausführlichere Infos lesen. Manchmal fiel es mir schwer zu entscheiden, was ich draußen lasse oder mit ins Buch hinein nehme. Aber da es ein Buch von mir als Laie für andere Laien und vor allem für Betroffene ist, halte ich die wissenschaftlichen Grundlagen so knapp wie möglich und in der Form, wie wir sie zum Begreifen des Themas benötigen, um uns einen Überblick verschaffen zu können. In meinen Büchern geht es mir hauptsächlich darum, dass man sich als Betroffener wiederfinden kann und dass Angehörige unser Dilemma besser verstehen. Also solches ist auch dieses Büchlein zu verstehen.

MS ist die Krankheit der „1000 Gesichter" und so wird auch jeder Betroffene unterschiedliche Symptome in verschiedenartiger Auswirkung und Stärke haben. So verhält es sich auch bei den „Kognitiven Leistungsstörungen"!

Und wenn wir uns klar machen, was genau alles zur sogenannten „Kognition" gehört, dann wird schnell deutlich, wie umfassend dieses Themengebiet ist und vor allem wie WEITGREIFEND die Auswirkungen sein können.

Ebenso möchte ich noch erwähnen, dass es sein kann, dass ein MS`ler gar nicht mit kognitiven Leistungsstörungen konfrontiert wird. Die 1000 Gesichter der MS machen alles möglich: auch das Positive!

Sicherlich kann ich Ihnen mit diesem Buch die kognitiven Störungen nicht wegzaubern und da man vorbeugend nicht sehr viel tun kann (außer sein Gedächtnis FIT zu halten), sind auch die Tipps, wie man diesen Problemen begegnet, nicht neu und bahnbrechend. Bei meinen Recherchen musste ich feststellen, dass es nicht sehr viele neue Erkenntnisse gibt. Aber wie immer in meinen Büchern sind es die Hintergrundinformationen, die uns das Störungsbild anschaulicher machen und somit besser begreifen lassen. Nach dem Begreifen folgt das Handeln – diese 2 Schritte sind wichtig. Nur wenn man etwas versteht, kann man auch besser damit umgehen. Deshalb zitiere ich auch immer wieder mal aus Wikipedia.de, damit die komplexen Zusammenhänge deutlich werden und fundiert unterlegt sind und nicht versehentlich verfälscht werden.

Ich hoffe, dass ich Ihnen ein paar Infos, Anregungen und auch Inspirationen mit auf den Weg geben kann.

Mir selbst ist beim Recherchieren so Vieles klar geworden und ich konnte einige meiner „diffusen" Symptome besser einordnen und somit auch gnädiger mit mir umgehen. ☺ Das wünsche ich Ihnen ebenfalls!

Viel Freude beim Lesen,

Heike Führ

Ganz wichtig ist in im Zusammenhang der kognitiven Leistungsstörungen Folgendes:

✓ **Kognitive Einschränkungen haben nichts mit Intelligenzminderung zu tun.**

Das Gedächtnis – Datenspeicher des Lebens

Etwa die Hälfte der Menschen mit Multipler Sklerose muss sich mit Beeinträchtigungen der kognitiven Funktionen auseinandersetzen. Grundsätzlich unterscheidet die Wissenschaft zwischen Ultrakurzzeitgedächtnis, Kurzzeit- oder Arbeitsgedächtnis sowie Langzeitgedächtnis:

- Das Kurzzeit- oder Arbeitsgedächtnis hilft dem Zuhörer beispielsweise dabei, einen Satz zu verstehen, indem er sich am Ende des Satzes noch an dessen Anfang erinnert. Die Informationen werden für maximal eine Minute gespeichert. Wenn jedoch bereits die Aufmerksamkeit beeinträchtigt ist, sodass eine Information gar nicht erst "hängen" bleibt, bekommt das Kurzzeitgedächtnis auch keine Chance seine Arbeit aufzunehmen.

- In Verbindung mit Multipler Sklerose kommt es am häufigsten zu Störungen des Langzeitgedächtnisses. Hier lagert quasi das gesamte Leben, mit all dem gelernten Wissen, den gesammelten Erfahrungen und Erlebnissen.

(https://www.aktiv-mit-ms.de/multiple-sklerose/ms-irrtuemer/detail/artikel/beeintraechtigung-der-grauen-zellen/)

Zum Einstieg ein erklärender Text

*Ist es „nur" VERGESSLICHKEIT?
Kognitive Leistungsstörungen im MS-Alltag

Diesen Text habe ich 2014 geschrieben – es kann also sein, dass sich nachfolgend immer Mal etwas wiederholt, aber ich möchte ihn hier als „Ganzes" stehen lassen:

Vergessen ist der „Verlust von Erinnerung. Man vergisst über die Zeit hinweg immer wieder mal kontinuierlich etwas, wobei die Geschwindigkeit und der Umfang des Vergessens von vielen Faktoren abhängig sind (u.a. vom Interesse, von der Emotionalität der Erinnerung und „Wichtigkeit" der Information). Die genaue Funktion des Vergessens ist noch größtenteils ungeklärt."

Fakt ist, dass es sich bei MS mit der Vergesslichkeit um eine kognitive Leistungsstörung handelt.

Wenn sie sich verschlimmert, bezeichnet man sie als eine „Beeinträchtigung der Denkleistung", die über das Normale, verglichen mit Alter und Bildung des Betroffenen, hinausgeht.

Der Betroffene ist meist um seine Gedächtnisleistung besorgt („Ich vergesse immer mehr!"), die aber auch von den Angehörigen wahrgenommen wird. Er neigt zum Grübeln bis hin zur Depressivität. Es liegen womöglich objektivierbare Gedächtnisstörungen vor. Außerdem kann es zu Defiziten der Sprache, des Planens und der räumlichen Vorstellung kommen." (.... https://de.wikipedia.org/wiki/Vergessen)

Eine **Demenz** (*Demens*, ohne Geist" bzw. *Mens* = Verstand, *de* = abnehmend) ist eine degenerative Erkrankung des Gehirns, die mit Defiziten in kognitiven, emotionalen und sozialen Fähigkeiten einhergeht und zu Beeinträchtigung sozialer und beruflicher Funktionen führt. (https://de.wikipedia.org/wiki/Demenz)

Bei MS kann das vielfältige Gründe haben.

Da die kognitiven Defizite also eine erhebliche Beeinträchtigung der sozialen und beruflichen Funktionen verursachen können, stellen sie eine deutliche Verschlechterung gegenüber eines früheren Leistungsniveaus und somit auch der Lebensqualität dar. Denn man ist nicht mehr die Person, die man einmal war, mit der man selbst vertraut ist/war und die Andere kennen. Das verunsichert den Betroffenen und all die, die mit ihm zu tun haben. Unsicherheit, wie man mit seinen eigenen Defiziten umgeht auf der einen, und Unsicherheit des Gegenübers, wie er reagieren soll, auf der anderen Seite.

Nicht selten löst das große Ängste aus und kann auch, weil man sich schämt, zur sozialen Isolation führen. Deshalb sind soziale Netzwerke, Selbsthilfegruppen und natürlich kompetente Ansprechpartner, wie Ärzte und Therapeuten, so wichtig. Niemand muss sich schämen wenn er kognitive Leistungsstörungen hat. Aber leider ist die Akzeptanz (wie bei Vielem, das nicht der Norm entspricht) nicht sehr groß.

Wir mit unserer MS, oder andere chronisch Kranke, machen immer wieder die Erfahrung, dass es Menschen gibt, die uns meiden oder lieber gar nicht erst fragen wie es uns geht. Dann müsste man sich ja mit uns und unserer Problematik beschäftigen und das verunsichert Viele, macht Platz für eigene Ängste und diesen geht manch Einer lieber aus dem Weg! So, wie sich Viele nicht mit dem Tod beschäftigen möchten und regelrecht Panik davor haben, so ist das auch mit Behinderungen und chronischen Krankheiten.

Bei mir ging das „Vergessen" recht harmlos los: Ich habe „Mal" etwas vergessen, konnte mich nicht mehr erinnern… Da sagte mir noch jeder, das sei normal – man hat ja „so viel um die Ohren". Aber ich habe mich beobachtet und im Laufe der Zeit festgestellt, dass es nicht mehr „normal" ist. Man hat ja immer den Vergleich zu gleichaltrigen Gesunden. Sicher vergisst jeder Mal etwas, aber bei mir sind es einfach zu viele Dinge. Oder, das wurde mir bewusst: meine Mutter hat sich beklagt, was sie alles vergisst und wie sehr es sie beeinträchtigt. Wir haben dann gemeinsam festgestellt, dass es bei mir fast genauso ist. Meine Mutter ist 75 Jahre alt! Also machte ich mir Gedanken um meinen Zustand und recherchierte.

Wichtig ist auch hier die Offenheit - sich selbst gegenüber, denn das Verdrängen dieses Symptomes ist nicht sinnvoll. Und wichtig ist die Offenheit Anderen gegenüber. Es ist schwer sich einzugestehen, dass man eine Gedächtnisleistung eines 75-Jährigen hat, aber es hilft damit umzugehen. Ich schreibe mir nun noch mehr auf und lagere die Zettel alle an einem Ort, damit ich nicht auch sie noch suchen muss.

Einkaufszettel sind Pflicht, Kalender ebenso – möglichst noch mit Handy-Erinnerung - und eine To-Do-Liste ist auch notwendig. Ich vergesse wirklich innerhalb von Minuten was ich tun wollte.

Ich weiß nicht mehr, ob ich diesen und jenen Film gesehen habe und kann mich schon kaum an die Handlung erinnern. Dies alles gepaart mit schwerem Laufen, oder Nicht-Laufen-Können ist eine besondere neurologische Herausforderung, die uns MS`lern leider zu Eigen ist. Wir können nicht mehrfach in den ersten Stock laufen, um nicht mehr zu wissen, warum wir dort hin gegangen sind, wieder hinunter gehen und das gleiche Spiel wiederholen. Wir müssen zusätzlich unsere Kräfte einteilen, was es komplizierter macht.

Wortfindungsstörungen, Probleme mit der Sprache (oft auch gekoppelt durch eine taube Mundmotorik) sind weitere Folgen kognitiver Leistungsstörungen.

Wenn man all dies im Gesamtpaket betrachtet – als komplexes Symptom, dann wundert es nicht, wenn wir uns manchmal hilflos, klein, unfähig und sehr deprimiert fühlen. Trost ist es, dass es zig MS`lern genauso geht, dass wir nicht alleine in unserem Dilemma sind und somit wissen, dass es innerhalb unseres Lebens schon wieder „normal" ist, solche Störungen zu haben.

Wichtig ist, dass wir unser Gehirn trainieren: mit Lesen, Schreiben, speziellen Übungen (die oft auch im Internet angeboten werden), mit Sudoku und mit allem, was sich einem bietet. Manche MS`ler sind sehr kreativ und malen oder musizieren, häkeln und Vieles mehr! All dies ist gut, weil unser Gehirn arbeiten muss, beschäftigt ist und sich so Synapsen verknüpfen können.

Und am aller Wichtigsten ist es, niemals aufzugeben, sich möglichst nicht zu schämen und offen und wertfrei über die Probleme zu reden. Manchmal muss man sich seinem Gegenüber auch einmal „zumuten", mal Klartext reden – ohne Schuldzuweisung, ohne Verbitterung, sondern einfach ehrlich….

Nur so können wir auf Verständnis hoffen…

Und die BITTE an alle Angehörigen wäre: bagatellisiert diese Störung nicht, denn sie nimmt uns tatsächlich Eigenständigkeit, unsere Authenzität und ein Stück unseres Selbstbewusstseins…! Es ist nicht gut für uns, wenn man so tut, als wäre es normal, denn dann fühlen wir uns noch schuldig dazu…

Wie immer ist es die Gratwanderung, die für keinen Angehörigen einfach ist, die es im Endeffekt aber ausmacht: nicht bagatellisieren, aber auch nicht dramatisieren.

MitGEFÜHL, statt MitLEID und Hilfe, da wo es angebracht ist, ohne zu bevormunden.

Ein Balance-Akt für alle, die mit uns und unserer MS zu tun haben.

DANKE an all die Angehörigen, die sich mit uns auf diese schwierige Reise begeben.

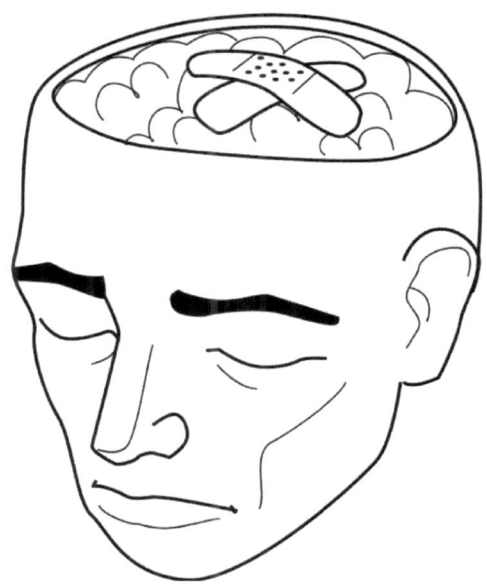

KAPITEL 1
Kognition und das Gedächtnis

MS`ler sind individuell sehr unterschiedlich von kognitiven Leistungsstörungen betroffen. Die Probleme reichen von Störungen des Gedächtnisses oder der komplexen Aufmerksamkeit, dem Handeln und Tun, der Eigenwahrnehmung bis hin zu Schwierigkeiten beim Sprechen. Meist sind die Sprache, die visuelle Wahrnehmung und die einfache Aufmerksamkeit seltener betroffen. Verhaltensänderungen kommen vor, aber ebenso wie ein schwerwiegender kognitiver Abbau zum Glück eher seltener.

In diesem Kapitel gehe ich auf die Theorie rund um die „Kognitiven Leistungsstörungen" ein. Daraus ergeben sich dann zusätzliche Informationen und Texte.

Das „schnelle Vergessen"

Jeder kennt es, wie schnell man etwas vergessen kann. Wissenschaftler haben festgestellt, dass es Probanden umso schwerer fiel zwischen den Dingen zu unterscheiden, je mehr sie gesehen hatten. Ein deutlicher Abfall der Erinnerungsleistung folgte darauf.

Oft bekommen wir MS`ler gesagt, dass es ja „jedem Mal passiert, dass man etwas vergisst" und ganz sicher ist das so. Aber demjenigen, dem es auf Grund der entsprechenden Läsionen im Gehirn allerdings tatsächlich so geht, dass er immer wieder und häufiger Dinge vergisst, der weiß für sich selbst, dass dies „nicht normal" ist. Es ist ein Symptom der MS, das noch dazu fortschreiten kann. Gut gemeinte Sätze von Außenstehenden können deshalb schnell verletzend für den Betroffenen sein, denn Erinnerungsverlust heißt ja nicht, dass er plötzlich dumm ist – nein, er spürt sehr genau, dass sich etwas verändert hat und das macht unsereins große Sorgen! Es ist deshalb wichtig, dass wir uns ernst genommen fühlen, dass man uns glaubt und dieses Symptom nicht als „normal" oder lächerlich abtut. Wie immer ist es für Außenstehende nicht einfach damit umzugehen, denn auch sie möchten ja, dass es ihrem Angehörigen möglichst gut geht und somit verdrängen sie auch gerne mal ein ernsthaftes Symptom. So nach dem Motto: wenn man nicht drüber spricht, ist es nicht da.

Tatsächlich aber wäre dies keine gute Art der Kommunikation zwischen Angehörigen und Betroffenen. Großes Mitleid ist natürlich ebenso unnötig und das sollte sich ebenfalls manch ein Patient, der sehr große Anteilnahme braucht, auch einmal verinnerlichen. Wir brauchen Mitgefühl; wir brauchen es, dass man uns glaubt, aber wir müssen auch an die Angehörigen denken und sie nicht überstrapazieren.

Also zeigt sich auch bei diesem Thema, dass es eine Gratwanderung ist. Noch dazu ist es ein heikles Thema – selbst bei alten Menschen ist es Anderen oft peinlich, wenn sie dement werden, Sachverhalte durcheinander werfen oder auch selbst alles zum hundertsten Mal erzählen. Wenn dieses Verhalten nun bei relativ jungen Menschen auftritt, ist es natürlich noch befremdlicher und macht nicht nur dem Betroffenen Angst, sondern auch den Angehörigen und Freunden. Glücklich kann sich jener schätzen, der empathische Angehörige hat, die auch mit diesem Symptom mitfühlend umgehen. Dazu muss aber auch eine gute Bindung, sowie Vertrauen zueinander vorhanden sein und auch hier gilt: Man muss in eine gute Kommunikation MITeinander treten um handeln zu können.

Wenn das Gegenüber dem MS`ler liebevoll sagt: „Das hast Du mir schon erzählt.", wäre es wünschenswert, wenn es der Betroffene als das annehmen könnte was es ist – nämlich ein wertfreier Hinweis und KEINE Kritik. Solche Kommunikations-Regeln müssen notfalls besprochen, ausgelotet und „erfunden" werden, damit sich beide Seiten wohl fühlen.

Wenn mein Mann aus dem Keller hochkommt und grinst und schelmisch sagt: „Da ist noch eine Waschmaschine an!", bedanke ich mich mittlerweile und ich weiß auch: ich sollte möglichst SOFORT handeln, sonst vergesse ich es wieder. Aber auch das kennen wir beide und er erinnert mich irgendwann daran. Natürlich erledigt er es dann auch manchmal selbst, die Wäsche beispielsweise in den Trockner zu legen, aber da ich ja körperlich soweit mobil bin, ist es auch wiederum logisch, dass ich es selbst mache, solange ich es kann. Ich brauche dann halt einfach nur die *Erinnerung*.

Als mir wiederholt auffiel, dass ich diese „Waschmaschinen-Problematik" habe, habe ich meinem Mann klar mitgeteilt, dass er mich bitte erinnern *SOLL*! Somit habe ich für uns beide einen guten Weg der wertfreien Kommunikation geschaffen. Natürlich war auch dies ein langer Weg: mir war es peinlich, meinem Mann sicherlich auch…. und so haben wir anfangs irgendwie um das Problem herumgeredet, bis ich mir einen Ruck gab und ihm sagte, dass ich seine Hilfe, seine Erinnerung BRAUCHE!

So, wie er mir seine Hand oder seinen Arm beim Laufen zum Stützen gibt, wenn ich wackelig bin (und das passiert ja auch ganz automatisch und wertfrei), so hilft er mir bei Erinnerungen nach.

Dieses wertfreie Handeln ist die Basis für jegliches sinnvolles und respektvolles Handeln und Helfen.

Es darf sich weder der Betroffene gemaßregelt, gedemütigt oder erniedrigt FÜHLEN, noch sollte der Angehörige in die Rolle des Belehrenden oder gar Genervten schlüpfen müssen.

GEDÄCHTNIS –
Was ist das überhaupt?

Unter Gedächtnis (‚Erinnerung' im neurologischen Sinne), **„versteht man die Fähigkeit des Nervensystems von Lebewesen, aufgenommene Informationen zu kodieren, zu speichern und wieder abzurufen.**

Die gespeicherten Informationen sind das Ergebnis von bewussten oder unbewussten Lernprozessen… Im übertragenen Sinne wird das Wort Gedächtnis auch allgemein für die Speicherung von Informationen in anderen biologischen und technischen Gebieten benutzt.

Je nach Dauer der Speicherung der Information wird zwischen dem **sensorischen Gedächtnis**, dem **Kurzzeitgedächtnis** und dem **Langzeitgedächtnis** unterschieden."
(https://de.wikipedia.org/wiki/Gedächtnis)

Das Gedächtnis lässt sich nach der Dauer der Informationsspeicherung in verschiedene Subsysteme einteilen.

1. Sensorisches Gedächtnis (auch sensorisches Register): Hält Informationen für Millisekunden bis Sekunden
2. Arbeitsgedächtnis (auch Kurzzeitgedächtnis): Speichert Informationen etwa 20–45 Sekunden
3. Langzeitgedächtnis: Speichert Informationen über Jahre

Je nach Art der Gedächtnisinhalte unterscheidet man beim Langzeitgedächtnis ferner zwischen **deklarativem** und **prozeduralem** Gedächtnis.

- Das **deklarative Gedächtnis** speichert Fakten und Ereignisse, die entweder zur eigenen Biographie gehören (episodisches Gedächtnis) oder das so genannte Weltwissen eines Menschen ausmachen, wie zum Beispiel berufliche Kenntnisse, Fakten aus Geschichte, Politik, Kochrezepte etc. (semantisches Gedächtnis).

- Das **prozedurale Gedächtnis** umfasst Fertigkeiten, die in der Regel automatisch, ohne Nachdenken eingesetzt werden. Dazu gehören vor allem motorische Abläufe (Fahrradfahren, Schwimmen, Tanzen, Skifahren).
(https://de.wikipedia.org/wiki/Gedächtnis)

Das Wort „**Kurzzeitgedächtnis**" ist ein Begriff der Psychologie zur Klassifizierung bestimmter Gedächtnis-Phänomene und dient insbesondere der Abgrenzung zum Langzeitgedächtnis.

Das **Langzeitgedächtnis** ist das dauerhafte Speichersystem des Gehirns. Es handelt sich nicht um ein einheitliches Gebilde, sondern um mehrere Speicherleistungen für verschiedene Arten von Information. Sie kann im Langzeitgedächtnis von Minuten bis zu Jahren gespeichert werden (sekundäres Gedächtnis) oder sogar ein Leben lang.

Gedächtnisstörung

Gedächtnisstörungen sind demnach „Beeinträchtigungen der Merk- und Erinnerungsfähigkeit. Sie werden auch häufig als Amnesie bezeichnet (von griech.: mnesis = Erinnerung)."
(https://de.wikipedia.org/wiki/Gedächtnisstörung)

Da das Gedächtnis die Fähigkeit besitzt, Informationen zu speichern und Erlerntes wiederzugeben, kann es bei Gedächtnis-Störungen erhebliche Probleme geben. Denn ist das Gedächtnis beeinträchtigt, verlängert sich die Zeitspanne, um sich zum Beispiel die Einkaufsliste einzuprägen, sich eine Telefonnummer zu merken oder auch beispielsweise Vokabeln so zu lernen, dass sie später wieder abrufbar sind.

Alle Tätigkeiten im Alltag erfordern Aufmerksamkeit und Konzentration (wie z. B. Kommunikation, Fernsehen, Kochen, sich orientieren, Lesen).

Bei MS`lern sind vor allem Störungen der komplexen Aufmerksamkeit (sogenanntes Multi-Tasking) betroffen. Hier kommt es auf die Verarbeitung von vielen Informationen gleichzeitig an, wie beispielsweise mehrere Dinge gleichzeitig zu tun; ein Gespräch zu führen und gleichzeitig Gesprächsnotizen anzufertigen; oder zu bügeln und dabei eine Fernsehsendung zu verfolgen. Ist diese Aufmerksam gestört, kommt es unweigerlich zu Schwierigkeiten. Dabei ist die einfache Aufmerksamkeit, die jede einzelne Aktion für sich erfordert, normalerweise nicht eingeschränkt.

Auch das Planen und Handeln sind Fähigkeiten, die durch kognitive Leistungsstörungen beeinträchtigt werden können. Denn es müssen komplexe Vorgänge erfasst, sowie Strategien und Problemlösungen entwickelt werden und diese sollten dann schließlich gut umzusetzen sein. Bei einer Störung könnte dies zum Beispiel bedeuten, dass es länger dauert den Tagesverlauf zu planen. Ebenso könnte es dem Betroffenen schwerer fallen, Lösungsstrategien zu entwickeln, wenn sich spontan etwas im Ablauf ändert.
(angelehnt und frei nach: http://www.msundich.de/fuer-patienten/leben-mit-ms/geistige-fitness/kognitive-stoerungen)

Formen der Gedächtnisstörung

(frei nach: https://de.wikipedia.org/wiki/Gedächtnisstörung)

Anterograde Gedächtnisstörung

Sie ist die häufigste und bedeutsamste Form einer Gedächtnisstörung.

Erwerb und der Abruf neuer deklarativer Informationen. (Patienten mit einer haben z.B. Probleme, sich Tagesereignisse, Aufträge, Personennamen oder neues Sachwissen zu merken. In kurzer Zeit haben sie alles vergessen.

Sie treten bei sehr vielen zerebralen neurologischen und psychiatrischen Erkrankungen auf. Unter anderem bei Schädel-Hirn-Traumen, bei Durchblutungsstörungen des Gehirns, bei Schlaganfällen oder bei entzündlichen Erkrankungen des Gehirns.

Und bereits in der Frühphase einer Demenz findet man schwere anterograde Gedächtnisstörungen.

Retrograde Gedächtnisstörung

Unfähigkeit, sich an Gedächtnisinhalte zu erinnern, an die sich nachweislich vor einer Erkrankung sicher erinnert werden konnte. Sie betrifft im Unterschied zur anterograden Gedächtnisstörung Gedächtnisinhalte, die vor dem Erkrankungszeitpunkt schon bestanden und an die sich sicher erinnert werden konnte.

Sie kann Wochen, Monate, Jahre und in besonders schweren Fällen auch Jahrzehnte vom Erkrankungszeitpunkt zurückreichen. Der Patient kann dadurch wesentliche Anteile seines Ich-Bewusstseins verlieren, er wird aber nicht seine komplette Identität vergessen. Insbesondere kann er sich an semantische Anteile des autobiographischen Gedächtnisses, also z.B. Name und Geburtsdatum, erinnern, während z.B. er sein aktuelles Alter vergessen hat.

Das bedeutet also, dass vor allem episodische Informationen betroffen, z.B. die letzte Urlaubsreise, das Alter der Kinder, die eigene Eheschließung oder Scheidung usw., während allgemeines, berufliches und begriffliches Wissen meistens vollkommen erhalten ist.

Semantische Gedächtnisstörungen

- Es sind langzeitig gespeicherte semantische Gedächtnisinhalte betroffen. Dazu gehören u.A. das allgemeine Wissen, das berufliche Fachwissen, Wortbedeutungen und begriffliche Beziehungen, nicht aber episodische oder autobiographische Gedächtnisinhalte.

Dissoziative Gedächtnisstörung

- Die dissoziative Gedächtnisstörung ist psychisch bedingt. Sie wird manchmal als retrograde Gedächtnisstörung fehldiagnostiziert, obwohl sie Besonderheiten aufweist, die bei einer retrograden Gedächtnisstörung nicht vorkommen.

Wie merkt man, dass man unter kognitiven Einschränkungen leidet?

Da dieser Prozess oft sehr langsam vonstattengeht, bemerkt man vielleicht in der ersten Phase erst einmal nicht viel. Erst durch eine Häufung, oder wenn Außenstehende gar etwas bemerken, wird es einem bewusst. Beim genauen Hinschauen spüren aber die meisten Betroffenen an sich selbst eine Verlangsamung ihrer Denkvorgänge. Das heißt, man überlegt länger bis man Entscheidungen trifft, braucht länger um komplexe Zusammenhänge zu verstehen, oder benötigt plötzlich deutlich mehr Zeit zum Beantworten von Fragen und so weiter.

Wenn dann noch das Unvermögen hinzukommt, beispielsweise kurzfristig Informationen im Gedächtnis zu behalten (das sind Dinge, wie zu vergessen, was man einkaufen wollte, oder andere „Kleinigkeiten"), dann merkt man es oft sehr schnell und ist erschrocken.

Diese sogenannte „Störung des Arbeitsgedächtnisses" geht häufig noch mit Einschränkungen der Aufmerksamkeitsspanne einher. Auch dies kann sich erst unbemerkt einschleichen und wird gegebenenfalls eher durch das engste soziale Umfeld bemerkt.

DIAGNOSE

Es gibt verschiedene neuropsychologische Testverfahren, mit denen man die kognitive Leistungsfähigkeit beurteilen kann.

Eines der größten Probleme für die Diagnose ist, dass der Einfluss von MS auf die Kognition im Alltag zunächst ja oft übersehen wird. Denn dieser Prozess verläuft meistens sehr langsam und am Anfang oft unbemerkt – er schleicht sich sozusagen ein. Manche Betroffene denken, dass ihnen irgendetwas „Schusseliges" passiert, weil sie „einfach nur abgelenkt" waren und nehmen somit dieses Problem nicht als Störung wahr. Auch eine gewisse Vergesslichkeit oder Zerstreutheit kann man jahrelang mit sich „herumschleppen", ohne sich bewusst zu werden, dass es eine beginnende kognitive Leistungsstörung sein könnte! Außerdem sind leichte kognitive Schwierigkeiten weniger auffällig als körperliche Symptome.

Besteht allerdings der Verdacht an einer kognitiven Störung zu leiden, kann der Neurologe unterstützend helfen und die richtige Diagnose stellen.

Leider weiß man, dass MS-Patienten von den Risiken verstärkten Hirnschwunds betroffen sind. Ein MRT ist in der Lage, den Abbau der Hirnsubstanz zu dokumentieren. Allerdings zeigen diese den Verlust erst auf, wenn er bereits weit vorangeschritten ist. Deshalb ist eine klare Diagnose heutzutage leider noch sehr schwierig.

Die kognitive Leistungsfähigkeit kann mittels „standardisierter neuropsychologischer Testverfahren wie u. a. FST (Faces Symbol Test), MUSIC (Multiple Sclerosis Inventory Cognition) oder BRB-N (Brief Repeatable Battery of Neuropsychological Tests in MS) erfasst werden.

Mithilfe der neuropsychologischen Tests lassen sich verschiedene kognitive Leistungskomponenten, insbesondere Aufmerksamkeit, Gedächtnis, Sprache, Flexibilität im Denken und Problemlösefähigkeit sowie deren Auswirkungen auf den Alltag und auf das Wohlbefinden der Patienten besser beurteilen. Um die kognitiven Störungen von Depressionen und Fatigue abzugrenzen, werden standardisierte Fragebögen sowie strukturierte Interviews eingesetzt."

(Quelle:
http://www.msundich.de/fuer-patienten/leben-mit-ms/geistige-fitness/kognitive-stoerungen/)

Wissenswertes

Es haben ca. 40% - 70% der MS`ler mit kognitiven Leistungsstörungen zu tun.

Wichtig zu wissen ist:
- Kognitive Störungen, die während eines Schubes auftreten oder durch andere Faktoren ausgelöst werden (z. B. Depression, ausgeprägte Fatigue, Stress, Medikamente) können sich nach Abklingen des Schubes wieder komplett zurückbilden.
- Art und Ausmaß der kognitiven Störungen sind unabhängig vom Behinderungsgrad.
- Die geistigen Leistungsstörungen hängen unter anderem auch davon ab, welche Hirnareale betroffen sind. Vor allem Schädigungen (Läsionen) im Großhirn sind für die kognitiven Beeinträchtigungen verantwortlich.
- Es besteht ein Zusammenhang zwischen der kognitiven Leistungsfähigkeit und dem Ausmaß der Zerstörung von Nervenzellen im Gehirn.

Betroffene „Hirnleistungsbereiche" bei kognitiven Störungen können sein: Aufmerksamkeitsstörungen, Gedächtnisstörungen, Störungen der kognitiven Flexibilität.

Kognitive Störungen können interessanter Weise in allen Phasen der Erkrankung auftreten. Sogar bereits bei Patienten mit einem „Clinically Isolated Syndrome" (CIS = sozusagen eine mögliche Vorstufe der MS) und zu einem Zeitpunkt, an dem die abschließende Diagnose MS noch gar nicht feststeht, werden Veränderungen in den kognitiven Kernfunktionen beobachtet.

Allerdings sind „Gedächtnisstörungen und intellektuelle Leistungsbeeinträchtigungen häufig bei MS-Betroffenen mit einem chronisch-progredienten (d. h. dauerhaft fortschreitendem) Krankheitsverlauf (SPMS, PPMS) ausgeprägter. Im Gegensatz dazu sind kognitive Störungen bei Patienten mit schubförmigem MS-Verlauf (RRMS) weniger deutlich, die Leistungsbeeinträchtigungen variieren stark."

(Quelle:
http://www.msundich.de/fuer-patienten/leben-mit-ms/geistige-fitness/kognitive-stoerungen/)

> ➢ **MS`ler haben interessanter Weise häufig Probleme damit, Unwichtiges auszublenden.**
> **Als ob man sich in einem ständigen Alarmmodus befinden würde.**

Das liegt daran, dass das Aufmerksamkeitssystem zu hoch aktiviert ist und man beispielsweise bei einem Gespräch auch völlig unwichtige Nebengeräusche wahrnimmt. Dadurch ist die Konzentration auf das Wesentliche gar nicht oder nur beeinträchtigt möglich.

Die ständige Aktivierung führt deshalb auch zu mangelnder Gedächtnisleistung und beeinträchtigt noch dazu die Fähigkeit neue Dinge aufzunehmen.

Eine **Vorbeugung** in dem Sinne, dass man kognitive Störungen vorab vermeiden kann, gibt es nicht. Allerdings haben Personen, die kognitiv sehr aktiv sind, eine bessere kognitive Reserve. Das könnte heißen, dass kognitive Einbußen erst später deutlich werden, da dies das Gehirn von geistig aktiven Menschen besser kompensieren kann.

Kognitive Probleme unterliegen teilweise großen Schwankungen, da sie auf Grund von akuten Schüben verschlimmert werden können. Außerdem werden die kognitiven Störungen noch dazu durch Faktoren wie Schlafstörungen, Fatigue, oder Depression belastet und können sie negativ beeinflussen. Das macht es noch schwieriger, sie im Alltag zu integrieren und sich darauf einzustellen.

Während eines Schubes neu auftretende kognitive Störungen können immerhin wieder nach Abklingen des Schubes verschwinden. Aber es besteht leider auch die Möglichkeit, dass (leichte) Beeinträchtigungen zurückbleiben.

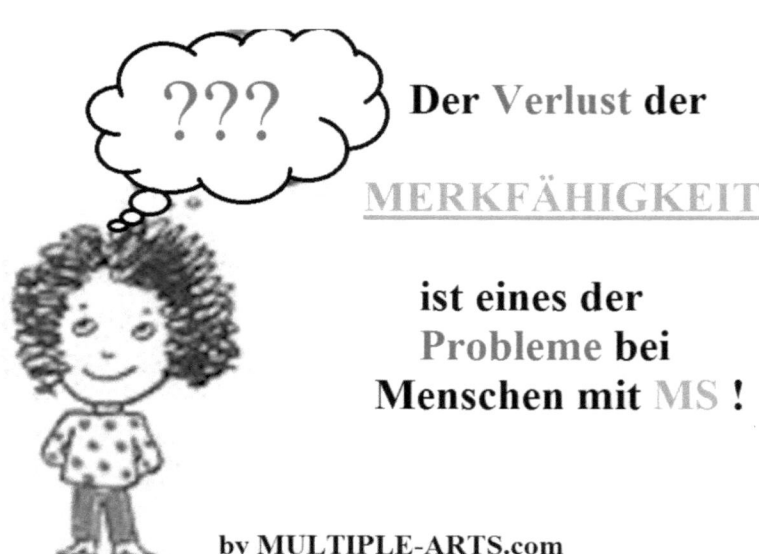

Beispiele und Erfahrungsberichte aus der Praxis – zusammengetragen von vielen MS`lern

Vielleicht können Sie sich wiederfinden in manchen „Schusseligkeiten" Gleich-Betroffener. ☺

Erfahrungsbericht 1 (Medizinische Fachangestellte):

„Auch auf der Arbeit merke ich, dass ich wesentlich langsamer werde und viel mehr Zeit und Konzentration brauche, wenn ich mit dem Computer arbeite.

Das ständige Klingeln des Telefons, die Massen an Patienten, die etwas von mir wollen, die Kollegen die sich unterhalten, die Chefs die mit Forderungen und Wünschen an mich/uns heran treten - all das macht mich unheimlich aggressiv und ich kann es kaum mehr einordnen. Ich kann dann zum Teil schon gar nicht mehr reagieren, wenn noch ein zusätzlicher Zwischenwunsch an mich herangetragen wird, so dass meine Chefs sich schon an meine andren Kolleginnen wenden, obwohl ich gerade frei bin und vielleicht sogar Zeit hätte.

Das macht mir echt Angst.

Zudem motze ich meine Kolleginnen des Öfteren an, beziehungsweise signalisiere ihnen, dass ich nicht empfangsbereit bin!!!

Ich könnte zum Teil in Tränen ausbrechen, weil mich das alles so überfordert und mich aussaugt, mich körperlich leer macht.

Vor dem Arbeiten in der „Anmeldung" hatte ich schon lange ziemlich großen Respekt, weil es wirklich unheimlich viel fordert und ich sowieso lieber die „Lauftätigkeiten" erledigt habe. Seitdem das auch nicht mehr so richtig geht, bleibt mir nichts anderes übrig als „Anmeldung" zu machen und ich bin für jeden Verband dankbar, den ich erledigen kann - um aus diesem Druck weg zu kommen.

Blutentnahmen mache ich mittlerweile kaum noch, da das lange Stehen mich platt macht und mir das konzentrierte Arbeiten hinterher noch schwerer fällt.

Am Telefon merke ich ab und an, dass ich gar nicht weiß, was ich gerade rede und versuche krampfhaft vernünftige Sachen zu sagen - die auch einen Sinn ergeben. Klappt leider nicht immer.

Wenn man diesen ganzen kognitiven Problemen überhaupt etwas Positives zuordnen kann, dann, dass ich zum Beispiel aufgehört habe immer zu denken, dass ich die Welt retten kann oder möchte.

Ich sortiere schneller und bewusster Menschen, die mir nichts geben, mich nicht erfüllen, oder mich aussaugen und nur mit negativen Dingen füttern wollen, aus meinem Leben aus.

Früher wurde ich manchmal "Mutter Theresa" genannt, weil ich die Probleme der anderen oft und auch gerne als meine eigenen ansah. Das lenkte mich von mir und meinen Belangen, aber auch meinen Wünschen ab.

Ich verbringe jetzt mehr Zeit mit mir selbst, höre in mich und achte auf mich und meinen Körper, mein Herz, meine Seele.

Ich habe gelernt egoistischer zu werden und mehr an mich selbst zu denken und zu glauben.

Wenn ich heute von Freunden angesprochen werde und sie meine Hilfe beziehungsweise mein Ohr und meine Meinung möchten, dann bin ich immer noch da, mache aber einen Cut, wenn es mir zu viel wird oder ich bemerke, dass meine Gedanken zu einem Thema nicht beachtet und ignoriert werden. Dafür ist mir meine Zeit, Energie und Kraft zu wertvoll und wichtig! Ich habe genug eigene Probleme die mich füllen und mich in Anspruch nehmen, da muss man einfach lernen zu trennen und auszusortieren. So bin ich mit mir selbst mehr im Reinen. Es geht eben einfach nicht mehr alles und das muss es auch oft gar nicht.

Wenn ich nach der Arbeit noch einkaufen gehen muss, vergesse ich die Hälfte oder zeige beispielsweise beim Bäcker nur auf das Brot oder die Brötchen, die ich gerade möchte.

Zu Hause dann .... Ruhe und nichts denken und nicht reagieren müssen. Erstmal Pause und wieder runterkommen. Ich finde das alles sehr beängstigend!".

Erfahrungsbericht 2 (Sekretärin)

„Ich habe angefangen, mir alles aufzuschreiben und ich plane beispielsweise beruflich wichtige Telefongespräche sorgfältiger.
Wenn ich mich überfordert fühle, sage ich schnell, dass ich mir das durch den Kopf gehen lasse und mich dann wieder melde.
Ich mache mir für alles Checklisten!
Termine lasse ich mir mittlerweile **schriftlich** zukommen. Ich spüre deutlich, dass sich bei mir etwas verändert hat und empfinde es als beängstigend!"

Weitere Beispiele:

- „Ich habe Fenster und Türen aus Versehen beim Weggehen (trotz Notiz) aufgelassen!"
- „Ich habe vergessen, jemand zurückzurufen oder per Mail zu antworten!"
- „Ich habe vergessen, mein Haustier zu füttern!"
- „Ich habe beim getätigten Anruf vergessen, was ich sagen wollte!"
- „Ich habe beim Bäcker nicht mehr formulieren können, was ich wollte!"
- „Wenn das Radio an ist, kann ich niemandem mehr zuhören und mich nicht konzentrieren!"
- „Ich habe beim Fernsehen den Ablauf/das Geschehen vergessen!"
- „Beim Autofahren stören Außengeräusche wie Radio oder Lüftung!"
- „Multi-Tasking ist nicht mehr möglich!"
- „Mehrere Aufgaben gleichzeitig sind kaum mehr möglich!"
- „Vor Formularen sitze ich gequält und habe das Gefühl, dass die geschriebenen Worte verschwimmen, doppelt aufeinander liegen oder keinen vernünftigen Satz ergeben. Auch bin ich mir sicher, dass ich ein bestimmtes Wort in dem Satz gesehen habe

- aber beim zweiten Lesen ist es gar nicht mehr da beziehungsweise ist es völlig anders!"
- „Langes Lesen ist kaum mehr möglich, weil die Konzentration so stark abnimmt!"
- „Am PC/Laptop arbeiten und sehen überfordert total!"
- „Auf Partys und Events zu gehen, ist fürchterlich anstrengend!"
- „Einkaufen gehen ist eine Katastrophe: suchen, rechnen, laufen, sich zurechtfinden.... Eine Überforderung im Gesamten!"
- „Mit Nachbarn einen „Plausch" halten kann zum Horror werden (Konzentration und gleichzeitiges Stehen und REDEN)!"
- „Längere Autofahrten (und auch Reisen) sind zu anstrengend!"
- „Haare föhnen ist so schwierig, weil mehrere Bewegungsabläufe gleichzeitig getätigt werden müssen!"
- „Koordination ist ein Problem, vor allem, wenn gleichzeitig noch etwas anderes „verlangt" wird!"
- „Telefonate sind zu anstrengend: das Halten des Hörers, vor allem aber auch das Konzentrieren PLUS Reden und Antworten!"
- „Ich kann mir keine neuen Namen merken!"
- „Ich vergesse häufig Termine!"
- „Ich habe Mühe, das richtige Wort zu finden oder einem Gespräch zu folgen!"
- „Ich verpasse manchmal wichtige Informationen oder verstehe Zusammenhänge nicht mehr!"
- „Ich schätze Situationen falsch ein...!"
- „Ich bin mir nicht mehr sicher, wie ich nach außen wirke!"
- „Ich bin langsamer als früher!"
- „Ich trage etwas ins Esszimmer und habe das Falsche mitgenommen!"
- „Ich stelle mir ein Schälchen für den Salat heraus und vergesse es mitzunehmen...!"

➜ das alles wird bei hohen Temperaturen noch verstärkt

KOGNITIVE LEISTUNGSSTÖRUNGEN BEI MS

- Mitten im Satz den Faden verlieren ...
- Schwierigkeiten mit dem
          Lang - und Kurzzeit-Gedächtnis.
- Probleme, konzentriert ein Gespräch zu
          verfolgen, insbesondere,
          wenn Hintergrungeräusche da sind.
- Vergessen, was man sagen wollte ...
- Wortfindungsstörungen.
- allgemeine Vergesslichkeit ...
- Konzentrationsstörungen.
- UVM.!

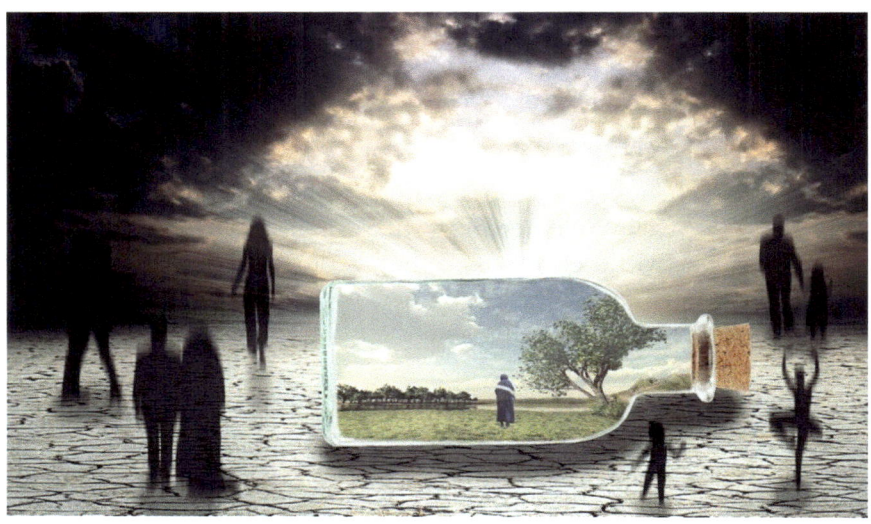

KOGNITION

Kognitive Beeinträchtigungen kommen bis zu 70 % bei MS-Patienten vor. Kognition schließt alle Prozesse mit ein, in denen Umweltinformationen über die Sinne aufgenommen, verarbeitet, behalten und für die Entscheidungsfindung verwendet werden.

„Kognition (von lateinisch cognoscere, erkennen', erfahren', kennenlernen') ist die von einem verhaltenssteuernden System ausgeführte Informationsumgestaltung. Kognition ist ein uneinheitlich verwendeter Begriff, mit dem auf die Informationsverarbeitung von Menschen und anderen Systemen Bezug genommen wird. Oft ist mit „Kognition" das **Denken in einem umfassenden Sinne** gemeint.

Zu den kognitiven Fähigkeiten eines Menschen zählen u. a. die Wahrnehmung, die Aufmerksamkeit, die Erinnerung, das Lernen, das Problemlösen, die Kreativität, das Planen, die Orientierung, die Imagination, die Argumentation, die Introspektion, der Wille, das Glauben und einige mehr. Auch Emotionen haben einen wesentlichen kognitiven Anteil." (https://de.wikipedia.org/wiki/Kognition)

Bei kognitiven Prozessen kommunizieren Millionen von Nervenzellen in verschiedenen Gehirnbereichen miteinander. So werden Informationen verarbeitet, bewertet und in adäquate Handlungsanweisungen umgesetzt. Der Austausch von Informationen erfolgt dabei über ein Netzwerk von Nervenbahnen. Diese sind von einer Myelinschicht umgeben, die zum einen als Isolierung wirkt und zum anderen für eine schnelle ungestörte Weiterleitung von Signalen entlang der Nervenfaser sorgt. Vermutlich steuert Myelin auch die Vernetzung von Hirnzellen. Bei MS ist die Myelinhülle der Nervenfasern aufgrund einer Entzündung geschädigt, wodurch die Kommunikation der Nervenzellen erschwert wird. Die Schädigungen können praktisch überall im Gehirn auftreten, entsprechend vielfältig sind die möglichen kognitiven Beeinträchtigungen.

(https://www.dmsg.de/ms-kognition/kognitive_problem.html)

Da Kognition Vieles beinhaltet, das uns im Ganzen beeinflusst, ist sie sowohl in der Entwicklung von Kindern und auch im späteren Leben, als auch bei Defiziten immer zu beachten: Sie bedeutet unter Anderem das, was wir über uns selbst, unsere (soziale) Umwelt, Vergangenheit, Gegenwart und Zukunft denken. Kognitionen können Emotionen (Gefühle) beeinflussen und/oder durch sie beeinflusst werden.

Wenn somit also Kognitionen all die internen Vorstellungen sind, die man sich von der Welt und sich selbst konstruieren kann, dann wird einmal mehr bewusst, wie essentiell die gesunde Fähigkeit der Kognition ist.

Kognitive Funktionen werden sowohl durch körperliche als auch durch äußere Umstände beeinflusst. Bei einer Schädigung des Gehirns - verbunden mit Hirnschwund - kann es zu dauerhaften kognitiven Einschränkungen kommen.

Es können allerdings auch Funktionsstörungen aus anderen/Begleit-Erkrankungen, wie beispielsweise Depressionen oder mit der Einnahme eines bestimmten Medikamentes einhergehen, ebenso bedingt durch einen akuten Schub. In diesen speziellen Fällen können die kognitiven Fähigkeiten meist mit der richtigen Behandlung wieder hergestellt werden. Dies kennt man von vielen Symptomen, die mit einem Schub auftreten, wie zum Beispiel gewisse körperliche Einschränkungen oder auch bei der Fatigue.

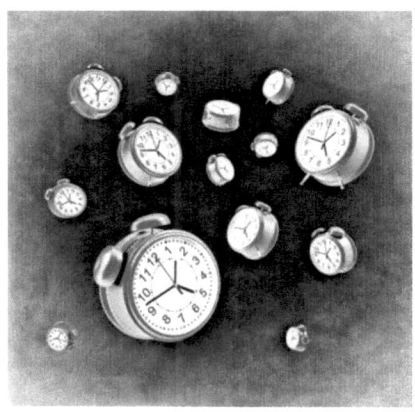

MS an sich führt in manchen Fällen zu sozialem Rückzug und zu einer sehr eintönigen und einsamen Lebensweise. Darauf bin ich in meinen anderen Büchern schon eingegangen. In Bezug auf Gedächtnisstörungen ist aber deshalb noch anzumerken, dass es wichtig ist, das Gehirn zu fordern. Denn wird das Gehirn nicht mehr regelmäßig gefordert, lassen meist auch die geistigen Fähigkeiten nach. Deshalb ist es so wichtig, geistig fit zu bleiben und auch einmal aus der Routine auszubrechen, sich Vereinen anzuschließen, Volkshochschulkurse zu besuchen und alles dafür zu tun, dass das Gehirn nicht chronisch unterfordert wird. Lesen, Schreiben, Karten- und Brettspiele – all das sind einfache Möglichkeiten, für Abwechslung zu sorgen. Oft reicht schon eine kleine Veränderung der Lebensweise, um das Gehirn mehr zu fordern.

Erschöpfung
Kraftlosigkeit
Schmerzen
abnorme
Müdigkeit
Schwindel
Zittern
kognitive
Probleme
Koordinations-
Störungen

MS-Symptome

Denken

Unter Denken „werden alle Vorgänge zusammengefasst, die aus einer inneren Beschäftigung mit Vorstellungen, Erinnerungen und Begriffen eine Erkenntnis zu formen versuchen.

Bewusst werden dabei meist nur die Endprodukte des Denkens, nicht die Denkprozesse, die sie hervorbringen.

„Denken" kann auf einem Einfall basieren, spontan durch Gefühle, Situationen, Sinneseindrücke, sowie durch Personen ausgelöst werden - oder es wird abstrakt-konstruktiv entwickelt. Automatisches Denken, das unbewusst, absichtslos, unwillkürlich und mühelos abläuft, kann unterschieden werden von kontrolliertem Denken, das bewusst, absichtlich, freiwillig und aufwendig ist.

Die Hauptkategorien des Denkens – bewusstes, unbewusstes oder vorbewusstes Denken – sind beim Problemlösen nicht zu trennen. Jedem bewussten Denkprozess gehen unbewusste Denkschritte voraus. Viele Erkenntnisse „reifen" unbewusst, in einer Phase der Entspannung, wenn man sich von dem Problem distanziert hat. Etliche große wissenschaftliche Einsichten kamen den Forschern scheinbar im Schlaf oder „aus heiterem Himmel"."
(https://de.wikipedia.org/wiki/Denken)

Wenn also ein Problem besteht, kommen wir nicht umhin zu denken! ☺ Um das Hindernis gekonnt überwinden zu können, müssen wir Denkprozesse in Gang setzen. Ohne auf die konkreten Inhalte des Denkens eingehen zu wollen, liegt auf der Hand, dass eine gestörte Kognition / ein gestörtes Denken ein Problem darstellen muss. Denn Denken hat auch mit erlerntem Wissen und mit Erfahrung zu tun. Wenn dies - und sei es auch nur kurzzeitig - nicht abrufbar ist, kann es immense Komplikationen hervorrufen.

Außerdem ist Denken auch relevant für die Leistungsmotivation. Wenn man beispielsweise das Gedächtnis nicht mehr auf ein für sich erstrebenswertes Ziel konzentrieren kann, setzen eventuell auch alle Automatisierungsprozesse aller wichtigen Reaktionen und Sequenzen aus.

Des Weiteren steht das Denken auch immer unter dem Einfluss der beiden wichtigsten Motive des Menschen: dem Bedürfnis nach einem positiven Selbstbild und dann dem Bedürfnis nach einem realistischen Weltbild. Und auch dabei sind wir auf ein gewisses automatisches Denken angewiesen, das dann leider durch Ausfall oder durch kognitive Überlastung als Denkfehler und/oder kognitive Verzerrungen auftreten kann.

Sogar die Eigenreflektion könnte dadurch betroffen sein.

Denken ist also nicht nur „Denken"! ☺ Denken ist allumfassend und äußert sich dann meistens in der Sprache und/oder der Körpersprache (Verbale und nonverbale Kommunikation).

Deshalb sollte auf jeden Fall gelten: ☺

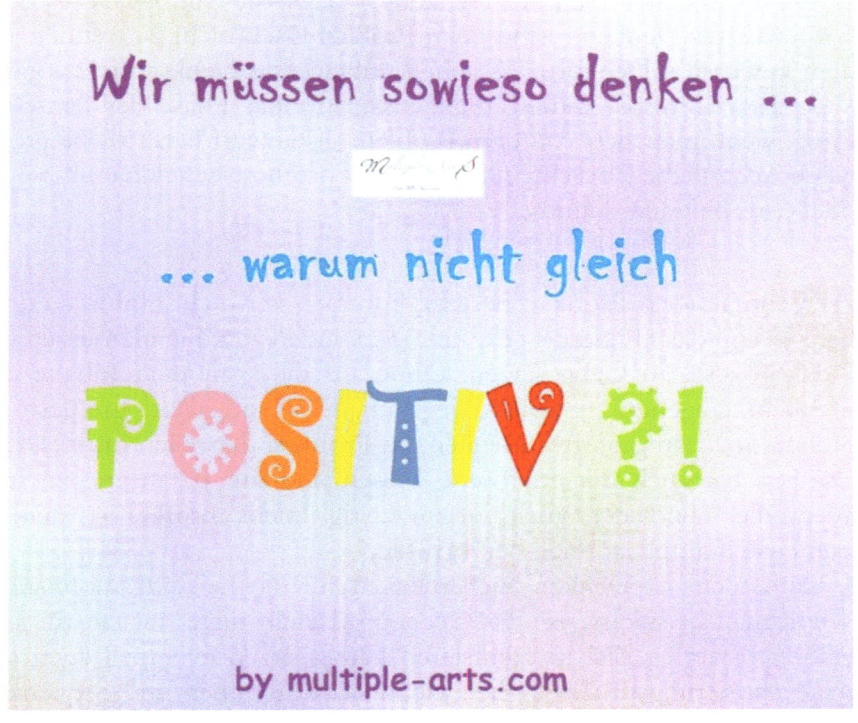

KONZENTRATION

Konzentration „(lateinisch concentra, „zusammen zum Mittelpunkt") ist die **willentliche Fokussierung der Aufmerksamkeit auf eine bestimmte Tätigkeit**, das Erreichen eines kurzfristig erreichbaren Ziels oder das Lösen einer gestellten Aufgabe.

Konzentration erfordert geistige Anstrengung und lässt mit der Zeit nach. Daher versteht man unter Konzentration das relativ lange andauernde Aufrechterhalten eines Aufmerksamkeitsniveaus."
(https://de.wikipedia.org/wiki/Konzentration_(Psychologie))

Konzentrationsstörungen können organische, psychosomatische oder neurologische Ursachen haben und sind in unterschiedlicher Stärke zu beobachten.

So viel zu Theorie! ☺

Fakt ist, dass viele MS`ler Konzentrationsstörungen haben und - dies ist wichtig - hat auch dies NICHTS mit der Intelligenz zu tun. Der Begriff Konzentrationsstörung, auch Konzentrationsschwäche genannt, bezeichnet eine Schwäche oder Beeinträchtigung der Fähigkeit, seine Konzentration auf eine bestimmte Tätigkeit gerichtet zu halten. Sich also lange auf ein Buch oder einen Text konzentrieren zu können, kann eine Höchstleistung darstellen, die wiederum andere Folgen nach sich ziehen kann: Abgeschlagenheit, Fatigue und viele körperliche Symptome, wie Zittern, taube Gliedmaßen und so weiter. Wenn Konzentration Stress auslöst, können alle bekannten MS-Symptome aufkommen. Bei mir reicht das von Schwindel, über Sehstörungen, Koordinationsstörungen bis hin zu einer heftigen Fatigue. Noch dazu kommt bei mir das Gefühl des „Ausgebranntseins", des „leeren Kopfes", gepaart mit Reizüberflutung und oft sogar noch mit Kopfschmerzen hinzu.

Messung von Konzentration

„Die Messung von Konzentration erfolgt mit Hilfe standardisierter Tests (Aufmerksamkeits-Belastungs-Tests), die die Fähigkeit abbilden, bestimmte Aufgaben über eine bestimmte Zeit hinweg durchzuführen.

Die Auswertung erfolgt nach Menge der bewältigten Aufgaben und Anzahl der Fehler, die gemacht wurden."
(https://de.wikipedia.org/wiki/Konzentration_(Psychologie))

Förderung der Konzentration
(https://de.wikipedia.org/wiki/Konzentrationsstörung)

Als günstig können folgende Faktoren gelten:

• Konzentrationsübungen wie z. B. Meditation, Konzentrationsspiele (alleine oder auch in der Gruppe).
• Tagschlaf (10 bis 30 Minuten).
• Entspannungsverfahren (Autogenes Training, Meditation, Yoga, Progressive Muskelentspannung, viel Schlaf).
• Moderater Ausdauersport wirkt sich auf die Stimmung und damit auch auf die Konzentration positiv aus.
• Ein ausgeglichener Glukosespiegel kann sich positiv auswirken, ein sehr niedriger Glukosespiegel kann die Konzentration erschweren.
• Nahrung, die den Bedarf an Omega-3-Fettsäuren und Vitaminen deckt, vor allem an Vitamin B.

Meine geheime SUPERKRAFT?

Ich kann mich selbst völlig aus dem Konzept bringen, obwohl ich vorher gar keins hatte!

ERINNERUNG

Dieses Wort löst mit Sicherheit große Emotionen aus, denn es scheint uns manchmal so unendlich schwer oder gar aussichtslos, uns einfach nur zu erinnern.

Erinnerung ist das mentale Wiedererleben früherer Erlebnisse und Erfahrungen.

Erinnerungen sind meist multimedial: Sie enthalten bildhafte Elemente; Szenen, die wie ein Film ablaufen; Geräusche und Klangfarben; oft auch Gerüche und vor allem Gefühle.

Erinnerungen stammen aus dem sequenziellen Langzeitgedächtnis, dem episodischen Gedächtnis. Sie sind dort in komprimierter Form enthalten und müssen zur Aktivierung aufbereitet werden. Je nach Art der Erinnerung ist dies mit beinahe als fotografisch empfundener Schärfe möglich, oder man kann sich nur noch vage erinnern. Ereignisse, die man häufig und ähnlich erlebt hat, verschmelzen mit der Zeit zu einem mentalen Schema und lassen sich dann oft nicht mehr als einzelne Erinnerung abrufen.

(https://de.wikipedia.org/wiki/Erinnerung_(Psychologie))

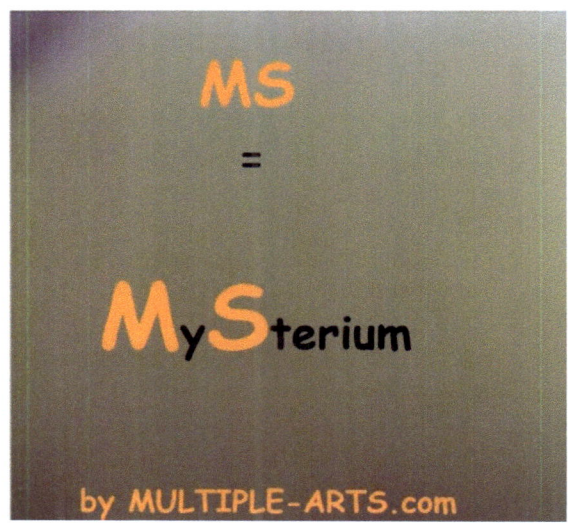

Es gibt die „**Aktive Erinnerung**" (aktiv mit Hilfe des Erinnerungs-vermögens versuchen, sich an einen Vorfall zu erinnern) und die „**Spontane Erinnerung**" (mentale Wiederbelebung früherer Erlebnisse und Erfahrungen).

Wenn all die nicht mehr funktioniert, spricht man von einem **gestörten Erinnerungsvermögen**.

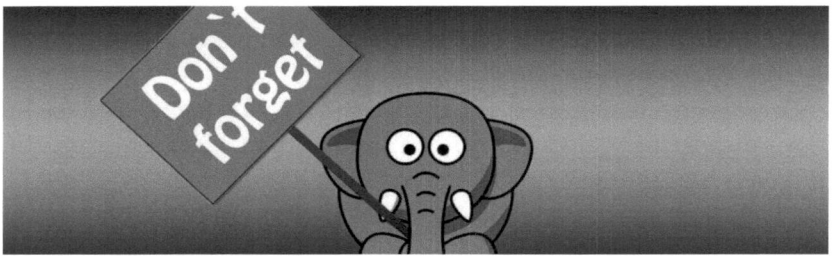

VERGESSEN

Das Vergessen ist „der Verlust von Erinnerung. Der Mensch vergisst über die Zeit hinweg kontinuierlich, wobei die Geschwindigkeit und der Umfang des Vergessens von vielen Faktoren abhängig sind, u.a. vom Interesse, von der Emotionalität der Erinnerung und „Wichtigkeit" der Information (Essentielles vor Details)."
(https://de.wikipedia.org/wiki/Vergessen)

Nicht immer handelt es sich aber tatsächlich um eine Gedächtnisstörung wenn Menschen mit MS bei sich eine gewisse Vergesslichkeit feststellen. Es kann sich auch schlicht um die Folgen einer Fatigue handeln, denn bei Zuständen ständiger Erschöpfung sind Aufmerksamkeitsstörungen ein fast logischer Begleiter.

DEMENZ

Noch größere Panik ruft das Wort „Demenz" hervor. Selbst Jugendliche berichten, dass es ihre größte Angst sei, irgendwann einmal dement zu werden. Denn dies bedingt gleichzeitig Hilflosigkeit bis hin zum Gefühl der absoluten Ohnmacht und des Ausgeliefertseins! Ein Horror-Szenario, das sicherlich niemand erleben möchte und doch gibt es so viele Demenz-Kranke und Angehörige dazu.

Eine Demenz (lat. dementia, zu demens „unvernünftig" bzw. mens „Verstand", de „von – weg", „abnehmend") ist ein psychiatrisches Syndrom, das bei verschiedenen degenerativen und nichtdegenerativen Erkrankungen des Gehirns auftritt. **Demenz umfasst Defizite in kognitiven, emotionalen und sozialen Fähigkeiten und führt zu Beeinträchtigung sozialer und beruflicher Funktionen**. Eine Demenz ist demzufolge eine Kombination von Symptomen des zunehmenden Abbaus kognitiver, emotionaler und sozialer Fähigkeiten, die im Verlaufe der Krankheit zu einer Beeinträchtigung beruflicher und später allgemein sozialer Funktionen führen. **Als Leitsymptom gilt die Gedächtnisstörung**. Am Anfang der Erkrankung stehen Störungen des Kurzzeitgedächtnisses und der Merkfähigkeit, später folgen Störungen in der Orientierungsfähigkeit. Im weiteren Verlauf einer Demenz kann der betroffene Mensch auch immer weniger auf bereits eingeprägte Inhalte des Langzeitgedächtnisses zurückgreifen, so dass er auch die während des Lebens erworbenen Kenntnisse, Fähigkeiten und Fertigkeiten verliert.

(https://de.wikipedia.org/wiki/Demenz)

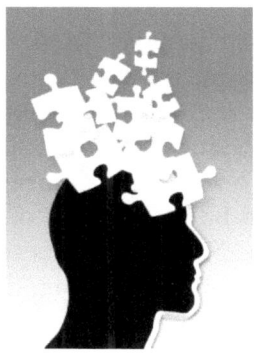

Auswirkungen kognitiver Störungen

Kognitive Störungen haben viele Auswirkungen, die einem im ersten Moment gar nicht bewusst werden. So kann es Beeinträchtigungen im Arbeits- und Sozialleben geben, weil man einfach nicht mehr voll einsetzbar ist.

Die Gedächtnisstörungen betreffen auch die Verarbeitung sprachlicher Informationen, sodass es häufig auch zum Verlust des „roten Fadens" kommt. Man weiß mitten im Satz nicht mehr, wovon man gerade gesprochen hat. Auch das aktive Zuhören, sowie das Lesen an sich sind betroffen. Mangelnde Konzentration, schnelle Ermüdung und dann noch hinzukommende andere MS-Symptome können derart dominant werden, dass sich Alltags-Arbeiten plötzlich zu fast unüberwindbaren Bergen auftürmen und dem Betroffenen die zu erledigende Aufgabe oder das zu führende Gespräch schier unmöglich machen. Wenn dann noch Wortfindungsstörungen und Erinnerungslücken hinzukommen, wird es noch schwieriger.

Die daraus resultierenden Probleme können unter anderem sein, dass sich Betroffene aus Ärger und Scham zurückziehen und ein sogenanntes „Vermeidungsverhalten" praktizieren. Das wiederum äußert sich dann womöglich in Unsicherheit und Motivations-Unlust, sodass die täglich notwendigen Übungen und Trainingsinhalte vernachlässigt werden - was wiederum eine Abwärtsspirale in Gang setzt. Daraus resultieren eventuell Gefühle des „Ausgeliefertseins" und der Hilflosigkeit.

Ebenso ist es möglich, dass es zur Störung der kognitiven Flexibilität kommt. Dies ist im weitesten Sinne eine Beeinträchtigung der Handlungsplanung, die natürlich als Folge wieder die Isolation haben kann, denn die Berücksichtigung mehrerer handlungsrelevanter Faktoren sind dann nur noch mit sehr viel Konzentration möglich (die ja sowieso kaum vorhanden ist). Es scheint logisch, dass der Betroffene schnell überfordert ist. **Es müssen zu viele Zentren im Gehirn gleichzeitig arbeiten und dies kann bei MS schon ohne kognitive Störungen ein Problem darstellen.** Nun kommt dieses spezielle Symptom also noch obendrauf! Ein sehr schweres Paket, das der Betroffene dann zu tragen hat! Auch fällt es kognitiv Betroffenen schwerer, eine spontane Unterscheidung zwischen relevanten und irrelevanten Informationen zu „erhalten" und zu treffen, sowie diese umzusetzen. Daraus resultiert ein erhöhtes Problem an Handlungsantrieb und Motivation.

Die hohe Ablenkbarkeit macht all dies noch komplexer und schwieriger, zumal emotionale Über-Reaktionen, die sowieso ein MS-Symptom sein können, dann erst recht in den Vordergrund geraten.

Psychologische „Hürden"

Deshalb ist es äußerst wichtig, unsere individuelle „Normalität" aufrechtzuerhalten und uns um die eigene seelische Verfassung zu kümmern. In Achtsamkeit und Liebe, sowie Fürsorge und Respekt uns SELBST gegenüber - dies ist ein erster und überaus wichtiger Schritt. Wir müssen lernen, uns so anzunehmen – mit unseren Beeinträchtigungen, unseren Stärken und Schwächen, mit unseren Defiziten und wunderbaren Möglichkeiten. Wir sind wertvoll – auch mit Beeinträchtigung und vor allem sind wir trotz kognitiver Leistungsstörungen nicht dumm, weniger intelligent oder gar „doof"! Diese Störung ist ein Symptom wie jedes andere auch und macht uns nicht als Mensch im Ganzen aus, sondern ist nur ein TEIL von uns. Auch wenn es uns äußerst peinlich ist, wenn wir plötzlich nicht mehr zuhören können, wenn uns mitten im Gespräch die Wörter fehlen und partout nicht mehr einfallen, wenn wir uns an der Kasse beim Discounter zum hundertsten Mal verrechnen – es ist ein Symptom – nicht wir selbst! Wie wir damit umgehen macht es aus.

Auch wenn das bei fortschreitender Störung nicht einfach ist und wir uns schämen – wir dürfen uns nicht isolieren. Wie immer ist es die Kommunikation, die ich in jedem Buch hoch anpreise, die uns retten kann. Denn nur, wenn wir klar und deutlich kommunizieren (eventuell auch aufschreiben), was wir im Umgang mit uns erwarten, kann unser Gegenüber zufriedenstellend reagieren. Denn auch Angehörige sind mit diesem Symptom oft überfordert oder eben auch peinlich berührt.

Das alles setzt eine gesunde und eingeübte Akzeptanz gegenüber der Erkrankung voraus und dazu gehört auch, dass man Trauer, Wut und Verzweiflung zulässt. Nur so kann man die Lebensbedingungen gut in den Ablauf integrieren.

Des Weiteren ist es wichtig, seine Ansprüche an die eigene Leistungsfähigkeit anzupassen. Von einem Blinden würden wir nie erwarten, dass er uns ein normales Buch vorliest! Warum erwarten wir von uns selbst, wenn wir schwere Wortfindungsstörungen haben, dass wir beispielsweise eine (freie) Rede halten? Das hat nichts mit Versagen zu tun, sondern mit dem Umdenken und Umdelegieren von Aufgaben – so wie es jeder Vorgesetzter ebenfalls mit seinen Mitarbeitern handhabt. Jeder Mensch hat Qualitäten und Stärken und zum Glück gleichen sich diese in der Gesamtheit aus und ergänzen sich.

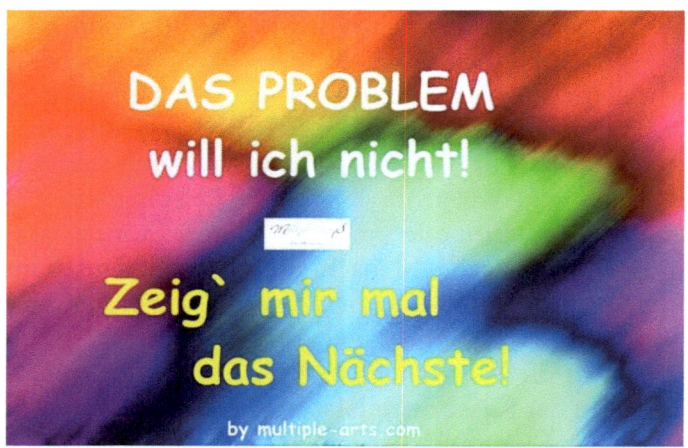

Anatomie und Physiologie des Gedächtnisses

Im Gegensatz zu anderen Bereichen wie Sprache, Motorik, Sehen, oder Hören gibt es keinen abgrenzbaren umfassenden Gedächtnisbereich im Gehirn. Vielmehr beruht das Gedächtnis überwiegend auf Zusatzleistungen anderweitig spezialisierter Teile des Gehirns. Dennoch kann man verschiedene anatomische Strukturen unterscheiden, die für das Erinnerungsvermögen notwendig sind.

Anatomische Grobstrukturen

Den verschiedenen Arten des Gedächtnisses werden heute bestimmte Gehirnregionen zugeordnet. Die Zuordnungen konnten durch Vergleiche von Gedächtnisstörungen bei lokalisierten Schädigungen des Gehirns (etwa durch Schlaganfall) vorgenommen werden.

Das Arbeitsgedächtnis wird dem präfrontalen Cortex zugeordnet. Das Langzeitgedächtnis hingegen gründet auf einem Zusammenwirken des Cortex und zahlreicher subcorticaler Bereiche. Dabei wird zwischen den verschiedenen Informationsqualitäten unterschieden.

(https://de.wikipedia.org/wiki/Gedächtnis)

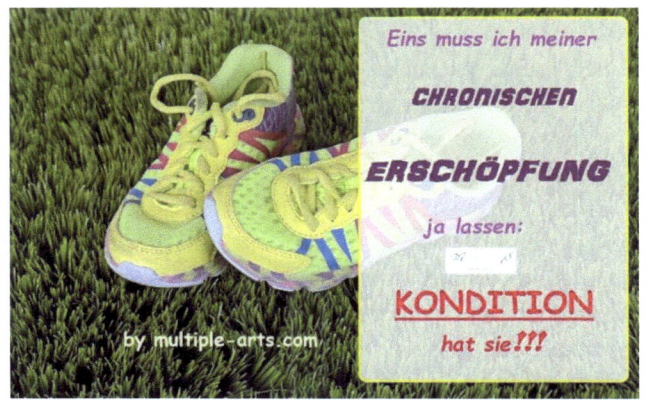

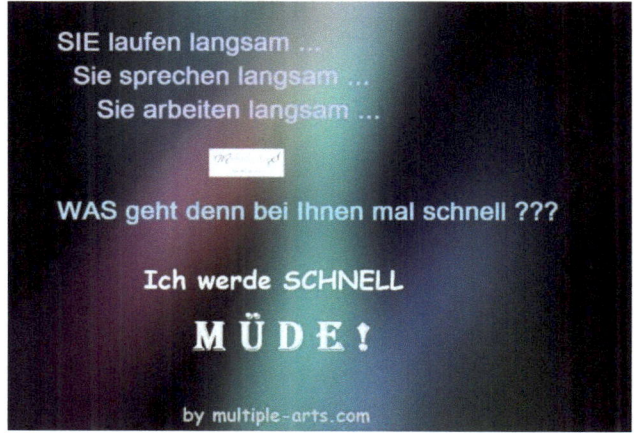

Emotionen und Gedächtnis

Das „emotionale Gedächtnis" wird als Prozess beschrieben, in dem das menschliche Gehirn durch Lernprozesse die Art und Weise beeinflusst, in der bestimmte Reize eine Emotion hervorrufen.

Erinnern mit Gefühl

Wer kennt es nicht, diese Erinnerungen an besondere Ereignisse: die Hochzeit des eigenen Kindes, aber auch die Beerdigung der geliebten Oma. Es ist uns in Erinnerung, als sei es gerade erst gestern passiert. Interessant daran ist, dass die Tage davor und danach längst verblasst sind. Aber uns bleiben Ereignisse, die mit starken Emotionen verbunden sind, besser im Gedächtnis hängen - die negativen emotional hochbesetzten Ereignisse natürlich ebenso wie die positiven.

„Gewöhnliche" Alltagsmomente bleiben dagegen weniger gut hängen. Der Grund dafür ist, dass uns in **besonderen** Momenten starke Emotionen überfluten und dieser Eindruck so enorm ist, dass uns eine sehr umfangreiche Momentaufnahme dieser Situation im Gedächtnis bleibt und gespeichert wird. Fast wie ein besonders auffallend gemaltes Bild sind solche Ereignisse später aus dem großen Archiv der Erinnerungen leichter wieder abrufbar. Das bedeutet, dass ohne Emotionen keine Erinnerung möglich wäre. Tatsächlich funktionieren Emotionen als Gedächtnisstütze. Und je enger Gefühle und Gedächtnis miteinander verbunden sind, umso besser kann man sie sich merken und wieder abrufen. (Beispiel: „11. September").

Wissenschaftler fanden heraus, dass das Gehirn beim Betrachten von emotionalen Filmszenen stärker reagierte als auf die neutralen. Je stärker das limbische System beim Betrachten der emotional aufwühlenden Filmszenen aktiviert war, desto besser konnten sich die Probanden an diese Filmszenen später noch erinnern. Bei neutralen Filmszenen hingegen fand sich dieser Zusammenhang nicht. Es scheint also, dass Gefühle und Emotionen ein maßgeblicher Indikator dafür sind, ob Ereignisse langfristig gespeichert werden oder nicht. Sie helfen uns dabei, die unzähligen Reize und Informationen, die täglich auf uns einströmen, nach ihrer Relevanz zu sortieren. Und sie machen so das Leben nicht nur leichter, sondern auch lebenswerter. Vor allem an emotional positiv verknüpfte Erlebnisse denkt man schließlich gerne immer mal wieder zurück und hält damit diese wichtigen Erinnerungen wach.

(frei nach: https://www.dasgehirn.info/denken/gedaechtnis/erinnern-mit-gefuehl-5181)

> **Aufgrund meiner MS habe ich ein Gedächtnis wie ein Goldfisch: ein mal meine „Runde erledigt", ist es schon wieder vergessen ...**

Noch dazu kommt, dass Emotionen, die wir erlebt haben (wie Freude, Angst oder Scham) uns und unser Verhalten ein Leben lang prägen können. Das heißt, wir besitzen nicht nur ein Gedächtnis für Fakten und Fertigkeiten - auch unsere Emotionen werden im Gehirn verankert.

Viele Entscheidungen fällen wir dann auch nicht verstandesgemäß, sondern auf Grund abgespeicherter Emotionen. Das hat wiederum mit der Evolution zu tun: In gefährlichen Situationen würde es oft zu lange dauern, mit dem Verstand das Für und Wider abzuwägen. Sozusagen handelt es sich dabei um eine Art Bewertungs- und Frühwarnsystem, das viele Situationen automatisch einschätzt, sodass wir in Gefahrensituationen schnell und adäquat reagieren können.

Unsere Reaktionen sind also meist geknüpft an Ereignisse und Erfahrungen.

In „Gefahrensituationen" schafft es das emotionale Gehirn, unsere Aufmerksamkeit zu schulen und es beeinflusst unser Denkvermögen und unsere Selbsteinschätzung. Fallen auf Grund von kognitiven Störungen diese Mechanismen aus, liegt es auf der Hand, dass sich ein Betroffener sehr oft sehr hilflos fühlen kann.

Es ist erwiesen, dass sich Stress und Depressionen - auch unabhängig von einer MS-Erkrankung - negativ auf die kognitiven Leistungen auswirken. Wenn diese Faktoren zu der Grunderkrankung hinzukommen, ist es verständlich, dass die Auswirkungen noch gravierender sein können.

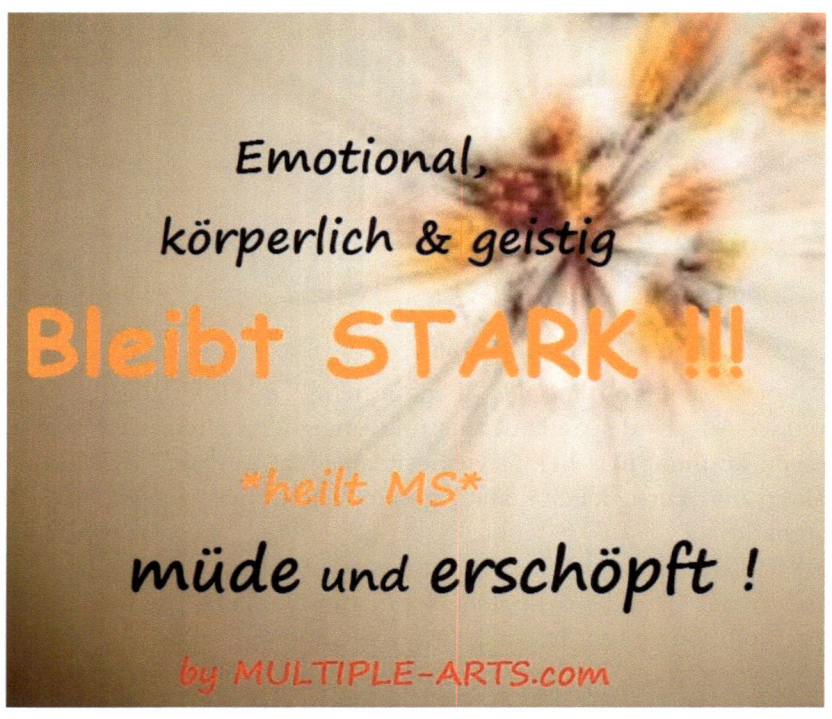

FATIGUE

Da ich Fatigue schon in meinen anderen Büchern sehr ausführlich behandelt und eigens zu diesem Thema ein Buch veröffentlicht habe (siehe Anhang im Buch), möchte ich nur kurz darauf eingehen.

Fatigue ist eine abnorme Erschöpfung und Erschöpfbarkeit, die auch nicht mit Schlaf zu kurieren ist.

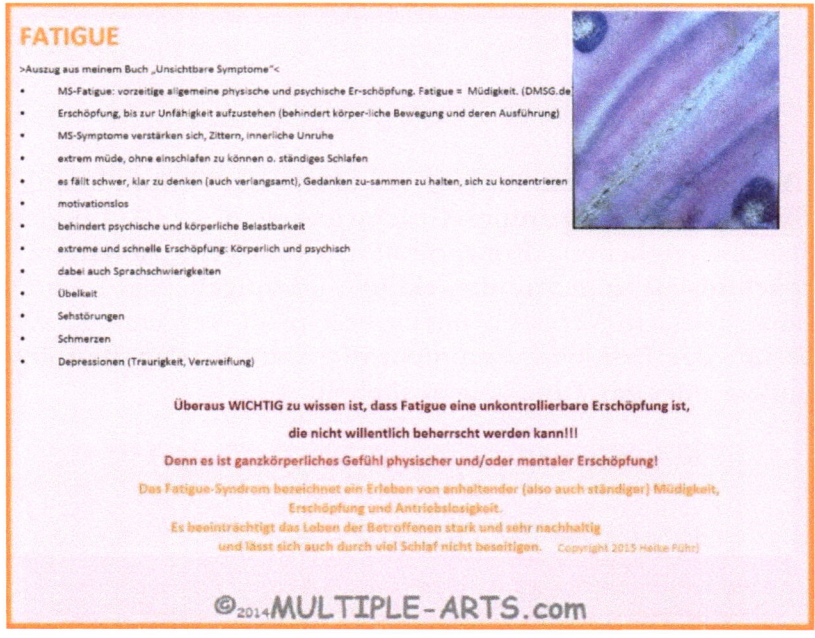

Fatigue steht in einem direkten Zusammenhang mit kognitiven Störungen, denn Fatigue zu haben bedeutet einen **erheblichen Verlust an mentaler und/oder physischer Energie** zu haben. Noch dazu kann solch eine Fatigue-Attacke plötzlich, unvorhersehbar und ohne äußere Ursache auftreten und den MS`ler völlig außer Kraft, beziehungsweise sich NOCH zusätzlich zu anderen Symptomen oben drauf setzen.

Leider kann die Fatigue so ausgeprägt sein, dass sie mit den normalen Tagesaktivitäten kollidiert und die berufliche Leistungsfähigkeit und vor allem die Lebensqualität erheblich beeinträchtigt.

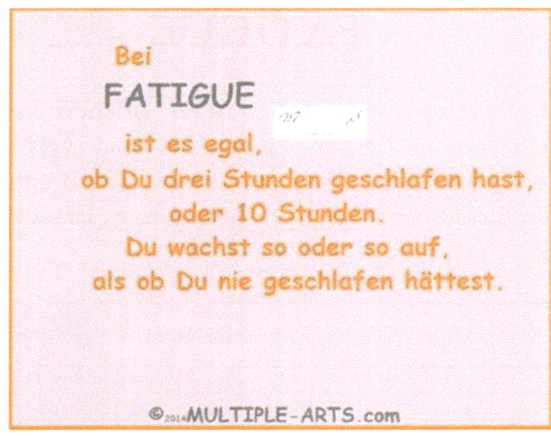

Bei den kognitiven Störungen stehen eine Verminderung der Informations-Verarbeitungs-Geschwindigkeit, Aufmerksamkeitsschwierigkeiten, Konzentrationsstörungen, Abnahme der Gedächtnisleistungen und exekutive Störungen (dies sind: Problemlösestrategien, Verhaltensauffälligkeiten) im Vordergrund. **Wenn dies mit der Fatigue zusammentrifft, kann es den Betroffenen Stunden- oder gar Tage lang ausheben.**

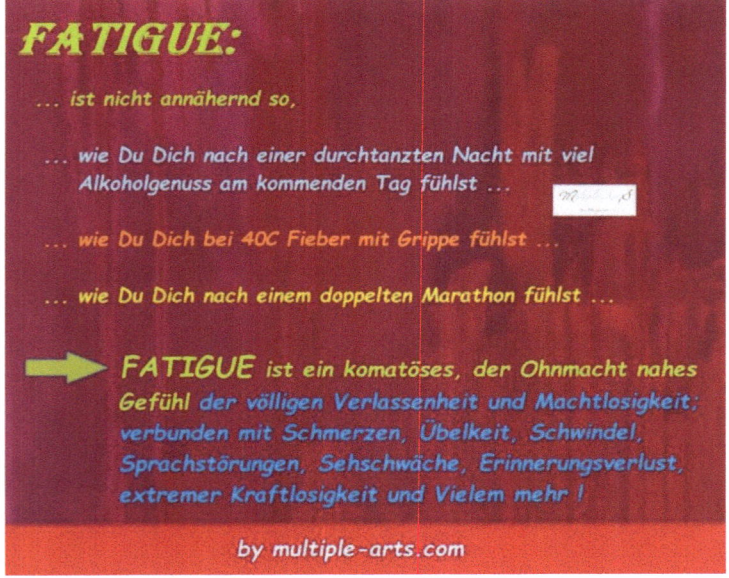

FATIGUE

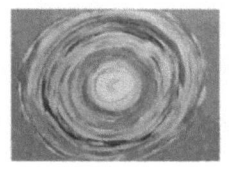

Es ist nicht diese extreme Müdigkeit,
über die DU Dich nach einer
durchfeierten Nacht beschwerst.

Es IST eine "knochendurchweichende"
SCHWÄCHE, die Dich daran zweifeln lässt,
ob du JEMALS wieder normal funktionieren wirst!
Dies kann über Stunden oder gar Tage anhalten und
dazu kommen noch viele andere unangenehme
Symptome, die Dich als Häufchen ELEND zurück
lassen. Kein Schlaf kann das wieder gut machen!

Fatigue ist zerstöreisch und körperlich und
psychisch enorm belastend!

©₂₀₁₄MULTIPLE-ARTS.com

Fatigue - und SPRECHEN

Fatigue äußert sich in einem unüberwindlichen,
anhaltenden Gefühl
der körperlichen und/oder geistigen Erschöpfung.
Die extreme Müdigkeit und Erschöpfung lässt sich
auch durch viel Schlaf nicht lindern!!!

FATIGUE
und
SPRECHEN

Die weit über das normale Maß hinausgehende
Erschöpfung führt oft dazu, dass unter anderem
auch die Muskulatur schlaffer werden kann, oder

die Mundpartie taub wird.

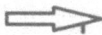 Dadurch kann ein

verwaschenes SPRECHEN entsteht....

©₂₀₁₄MULTIPLE-ARTS.com

SPRACHE

Unter Sprache versteht man die Menge, die als Elemente alle komplexen Systeme der Kommunikation beinhaltet. Eine andere Definition ist: Sprachen sind „die Systeme von Einheiten und Regeln, die den Mitgliedern von Sprachgemeinschaften als Mittel der Verständigung dienen". (https://de.wikipedia.org/wiki/Sprache)

Es gibt die Lautsprache und die Körpersprache.

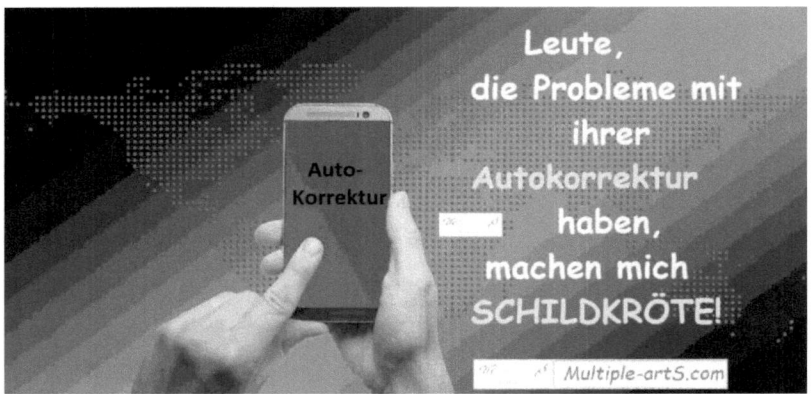

Aber Sprache ist mehr als nur sprechen, denn auch hier wird beim genauen Betrachten klar, wie schwierig soziale Interaktion werden kann, wenn die Sprache durch beispielsweise kognitive Leistungsstörungen gestört ist!

Als Voraussetzungen für die Evolution von Sprache werden beispielsweise soziale Intelligenz, Imitation, Blickkontakt, Sensitivität und räumliche Blickfolgefähigkeit angesehen. Das heißt, dass unsere Fähigkeit, Gedanken sozial auszutauschen, es den menschlichen Kulturen überhaupt erst erlaubt, Wissen auf eine Weise anzuhäufen, die ohne Sprache nicht möglich wäre. Ist die Sprachfähigkeit (wozu auch Wortfindungsstörungen gehören) gestört, dann kann es also schwierig werden, mit anderen Menschen auf sozial übliche Weise zu kommunizieren. Denn Sprache ist Träger von Sinn und Überlieferung und somit der Schlüssel zur Welt - und vor allem zu dem so wichtigen Selbstverständnis. Sie stellt ein zentrales Mittel zwischenmenschlicher Verständigung dar. Geschriebene und gesprochene Sprache ist sozusagen ein Medium des Denkens und scheint für alle komplexeren Tätigkeiten und Denkvorgänge des Menschen unverzichtbar. Sie dient nicht nur der Verständigung zwischen Menschen, sondern auch den Auffassungen von Dingen und Sachverhalten.

„Als Körpersprache oder nonverbale Kommunikation (Verständigung ohne Worte) wird jener Teil der zwischenmenschlichen Kommunikation bezeichnet, der nichtsprechend erfolgt. Träger entsprechender Botschaften sind Gestik, Mimik, Blickkontakt oder nichtsprachliche Lautierungen wie beispielsweise das Lachen, aber auch psycho-vegetative Äußerungen wie Erröten, sowie die Gestaltung des Erscheinungsbilds durch Kleidung, Accessoires, Frisur, u. a."
(https://de.wikipedia.org/wiki/Sprache)

Daraus wird ersichtlich, wie umfassend „Sprache" in all ihren Möglichkeiten und Ausdrucksformen ist und wie sehr es schambesetzt sein kann, wenn man sich nicht wie gewohnt ausdrücken und „verhalten" kann. Deutlich wird hier also, dass der Verlust des Sprachvermögens eine verstörende Erfahrung sein kann, die meist mit großer Frustration verbunden ist. Viele Betroffene reagieren verzweifelt oder aggressiv auf das Unvermögen, sich verständlich zu machen oder versinken in eine Depression. Dies wiederum führt oft in die schon beschriebene Isolation.

Für Menschen mit einer echten Aphasie (siehe nachfolgende Kapitel) ist Sprechen und Verstehen Schwerstarbeit. Sie sind deshalb häufig noch schneller erschöpft und brauchen viel Ruhe. Selbst MS`ler, die „nur" Wortfindungsstörungen oder eine verwaschene Sprache haben, wissen um diese Erschöpfbarkeit. Noch dazu kann man bei MS selten ein Symptom „alleine" betrachten, da viele Symptome gemeinsam auftreten oder eine Fatigue (beispielsweise bei Sprachstörungen) sehr schnell Einzug hält und noch andere Symptome mitbringt.

Und wieder ist es eine Gratwanderung, wie man sich als „Gegenüber" verhält, wenn man einem Menschen mit einer Sprachstörung gegenüber steht. Für Menschen, die unter einer Aphasie leiden, ist es sehr schwer zu ertragen, wenn sie bevormundet werden, oder gar als geistig minderbemittelt angesehen werden. Ebenso möchte niemand wie ein unmündiges kleines Kind behandelt werden. Ein respektvoller Umgang ist deshalb eine entscheidende Hilfe und vor allem die Voraussetzung dafür, dass das Selbstvertrauen und die Lebensfreude nicht gänzlich verloren gehen.

Deshalb sollte man wirklich versuchen geduldig zu bleiben, denn es ist ja nicht nur das Sprechen an sich, sondern diese Menschen benötigen auch einfach mehr Zeit, um Gesprächsinhalte zu erfassen. Darum ist es zur Erleichterung oft sinnvoll, langsam und deutlich zu sprechen und das Gesagte durch Mimik und Gestik zu untermalen.

Viele weitere hilfreiche Tipps finden Sie beispielsweise unter:

http://www.netdoktor.de/symptome/aphasie/

Und es ist wichtig, niemals seinen Humor zu verlieren!

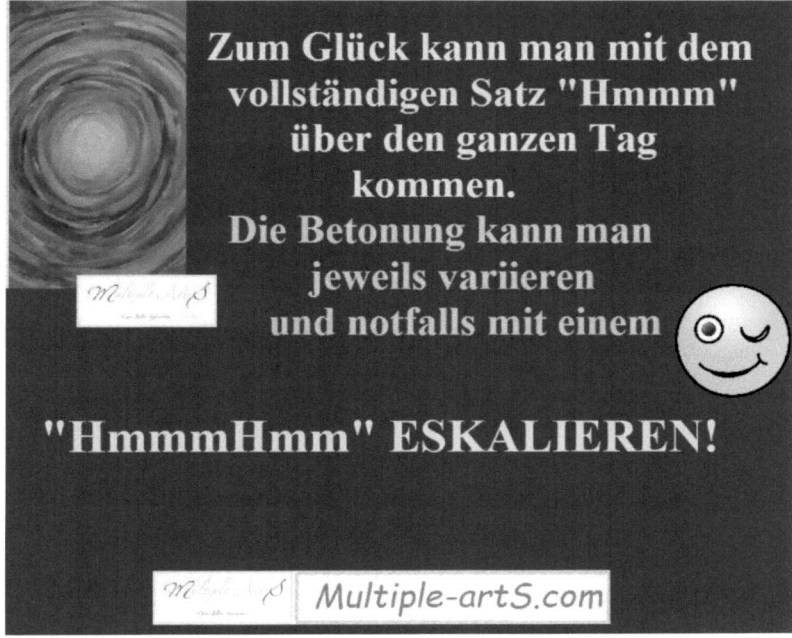

WORTFINDUNGS-Störungen

Diesem Symptom widme ich mich ganz besonders, da es eines der häufigsten Störungen bei MS`lern mit kognitiven Leistungsstörungen zu sein scheint – und offenbar wohl auch eines der ersten.

Jeder kennt es, dass er Mal nach Worten sucht. Da liegt uns das Wort regelrecht auf der Zunge und wir bringen es nicht heraus. Wir vergessen Namen oder Daten. Zunächst lacht man darüber und bemerkt, dass man ja auch „nicht jünger" wird. ☺ Aber irgendwann stellt man fest, dass sich diese Momente häufen und wenn man sich mit gleichaltrigen Gesunden vergleicht, merkt man schnell, dass man „anders" ist. Ganz sicher ist dies ein Symptom, das man nicht gerne sein eigen nennt, das man ungern zugibt (vor sich selbst und anderen) und das einem Angst macht. Die meisten Betroffenen gehen galant darüber hinweg und verdrängen es gar. Oft fällt es dann Außenstehenden auf. Zum Beispiel, wenn man die gleiche Geschichte wiederholt erzählt und das Gegenüber dann schon leicht genervt wirkt. Oder wenn einem wiederholt Schusseligkeiten passieren, die man sonst von sich nicht kennt. Wenn nun also auch noch das heitere Wörter-Raten hinzukommt, dann werden wir nicht umhin kommen, doch Mal genauer hinzuschauen.

Das „Dings" da, neben dem Dingsbums wird unser Lieblingssatz. ☺

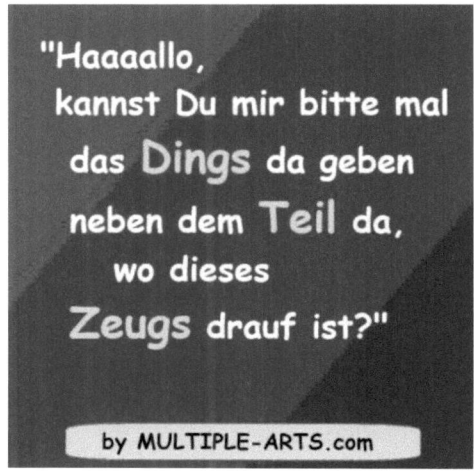

"Haaaallo, kannst Du mir bitte mal das Dings da geben neben dem Teil da, wo dieses Zeugs drauf ist?"

by MULTIPLE-ARTS.com

Wir verwechseln Wörter wie Treppe und Keller, weil sie beide ein „e" enthalten, oder „Rasenmähen" mit „Staubsaugen"; uns fällt nicht mehr ein, wie das Dings heißt, was uns „Na, das heiße Getränk" (Kaffee) macht, und plötzlich können wir unsere Nachbarin nicht mehr mit dem Namen ansprechen.

Man lernt mit der Zeit sich zu arrangieren, man wird Meister im „Umschiffen" und lernt, wie auch ein Kleinkind, dass es mehrere Bezeichnungen für eine Sache geben kann und dass man (wie man es bei einer Fremdsprache auch oft handhabt) Dinge umschreiben kann. Man kann sich helfen, man kann über sich selbst lachen und schmunzeln und den Galgenhumor auspacken. Das ist auch gut so und doch werden wir ab einem bestimmten Moment wohl aufhorchen und in uns hineinhören und spüren... „Das sind Wortfindungsstörungen", werden wir uns sagen und uns wieder einmal mit einer neuen Symptomatik beschäftigen müssen. Wir werden vielen Emotionen begegnen: guten und weniger guten; wir werden vielen unterschiedlichen Weisen gegenüberstehen, wie man von außen damit umgeht – wir werden lernen müssen damit zu LEBEN! Und das schaffen wir auch, denn wir sind geübt darin, uns immer wieder neuen Symptomen anzupassen und sie in unser Leben zu integrieren! ☺

Die häufigsten Ursachen einer Wortfindungsstörung sind übrigens krankhafter Natur und treten dann auf, wenn sprachlich relevante Bereiche des Gehirns beschädigt werden. Das kann zum Beispiel durch MS bedingt sein.

Aphasie:

Eine **Aphasie** „(griechisch ἀφασία aphasía ‚Sprachlosigkeit') ist eine erworbene Störung der Sprache aufgrund einer Läsion (Schädigung) in der dominanten, meist der linken, Hemisphäre des Gehirns.

Aphasien treten nach verschiedenen Erkrankungen nach abgeschlossenem Spracherwerb auf. Sie verursachen Beeinträchtigungen in den einzelnen sprachlichen Modalitäten (Sprechen, Verstehen, Schreiben und Lesen), aber auch in nichtsprachlichen Bereichen in unterschiedlichen Schweregraden.

Wichtig ist die Abgrenzung der Aphasie als Sprachstörung von Sprechstörungen wie zum Beispiel der Dysarthrie, allerdings können Sprach- und Sprechstörung auch gemeinsam auftreten.

Ursprünglich bezeichnete Aphasie einen kompletten Sprachverlust, während leichtere Beeinträchtigungen mit dem Terminus Dysphasie belegt wurden. Aufgrund praktischer Abgrenzungsprobleme kam es zu einer Bedeutungserweiterung von Aphasie für **alle Fälle einer erworbenen Störung.**" (https://de.wikipedia.org/wiki/Aphasie)

Dann gibt es noch die **amnestische Aphasie.** Menschen mit dieser Form der Aphasie leiden vor allem unter Wortfindungsstörungen. Sie können ihr Gegenüber gut verstehen und auch selbst (gut) sprechen, aber da ihnen oft die Worte fehlen, artikulieren sie oft nur zögerlich und/oder verwenden häufig Statthalterworte wie „das Ding" und ähnliches. Der Sprachfluss gerät somit immer wieder ins Stocken. Die Wortfindungsstörungen treten auch beim Schreiben auf. (In meinem Fall ist es dann so, dass ich ein Wort, wenn es mir beim Schreiben gar nicht einfällt, durch drei große XXX ersetze und noch dazu rot markiere. So kann ich es später, wenn es mir wieder eingefallen ist, ohne weitere Probleme ersetzen. Dies ist beim Sprechen natürlich so nicht handhabbar, aber das Wörtchen „Dings" tut es dann eventuell auch).

Dysphasie:

Der Begriff Kognitive **Dysphasien** „wurde von Heidler (2006) geprägt und bezeichnet Sprachverarbeitungsstörungen infolge beeinträchtigter Aufmerksamkeits-, Gedächtnis- und Exekutivfunktionen. Abzugrenzen sind „Kognitive Dysphasien" von „Aphasien", die durch direkte Schädigung der Zentren für Sprachproduktion und Sprachverstehen in der linken Gehirnhälfte hervorgerufen werden – die Ursachen liegen hier also in einer Schädigung des Sprachsystems selbst. Bei Patienten mit Kognitiver Dysphasie ist das Sprachsystem als solches meist intakt. Gestört sind die mentalen (= kognitiven) Werkzeuge, die für eine effektive Verwendung der Sprache erforderlich sind (Aufmerksamkeit, Gedächtnis, Exekutivfunktionen).

Die rechte Hirnhälfte ist für die allgemeine Wachheit und die linke Hirnhälfte für spezifische Konzentrationsleistungen bedeutsam. Für unterschiedliche Gedächtnisfunktionen sind neben anderen Regionen Teile des limbischen Systems zuständig, das auch „Gefühlssystem" genannt wird. Es umfasst unter anderem den Hippocampus (die zentrale Schaltstation des limbischen Systems) und die Mandelkerne, die eine wichtige Rolle bei der emotionalen Bewertung und beim Wiedererkennen von Situationen spielen. Außerdem sind für Gedächtnisleistungen das Frontalhirn und die Langzeitgedächtnisspeicher in der linken Hirnhälfte (Wortspeicher) und in der rechten Hirnhälfte (Episodenspeicher) bedeutsam.

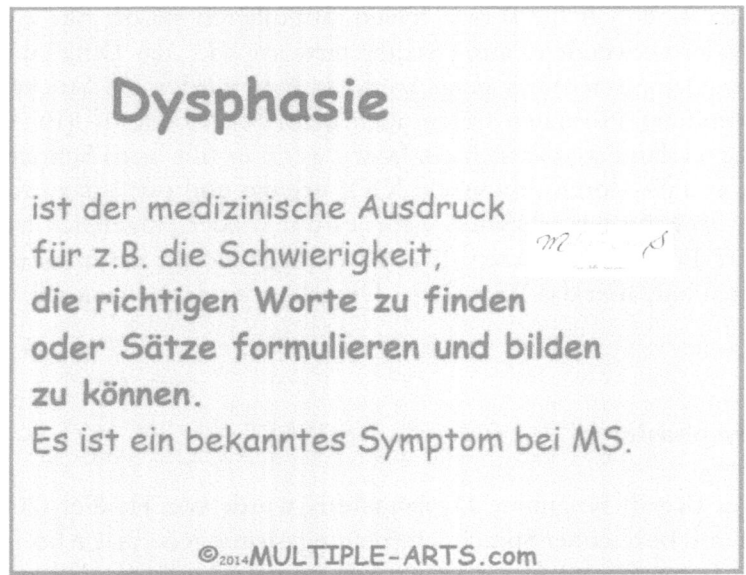

Therapie Kognitiver Dysphasien

Bei der Behandlung von Wortfindungsstörungen wird zwischen direkter und kompensatorischer Methode unterschieden. Die Behandlung orientiert sich am festgestellten neurolinguistischen Leistungsmuster. Der Einsatz direkter Methoden zielt direkt auf die Funktionsstörung ab. Zum Beispiel werden Übungen zur Kategorisierung von Oberbegriffen

(z. B. Gurke - Gemüse) oder zum Abruf von Bedeutungsmerkmalen (z. B. Gurke - Pflanze, essbar, grün) durchgeführt. (http://gesundpedia.de/Wortfindungsstörung)

Die Behandlung „Kognitiver Dysphasien" sollte vor allem durch Neuropsychologen erfolgen, die auf das Training gestörter Aufmerksamkeits-, Gedächtnisfunktionen spezialisiert sind. Da es jedoch kaum niedergelassene Neuropsychologen gibt, müssen solche Leistungen im Rahmen der Sprachtherapie mit Hilfe einer speziell „Kognitiv ausgerichteten Sprachtherapie" (KAS) trainiert werden."
(https://de.wikipedia.org/wiki/Kognitive_Dysphasien)

Zusammenfassend lässt sich sagen:

In der Wissenschaft wird bei **Wortfindungsstörungen** zwischen der **Dysphasie** und der **Aphasie** unterschieden. Während es sich bei der Dysphasie um eine Entwicklungsstörung handelt, bezeichnet die Aphasie eine Beschädigung der Fähigkeit, sich sprachlich auszudrücken. Dies kann infolge neurologischer Verletzungen auftreten.

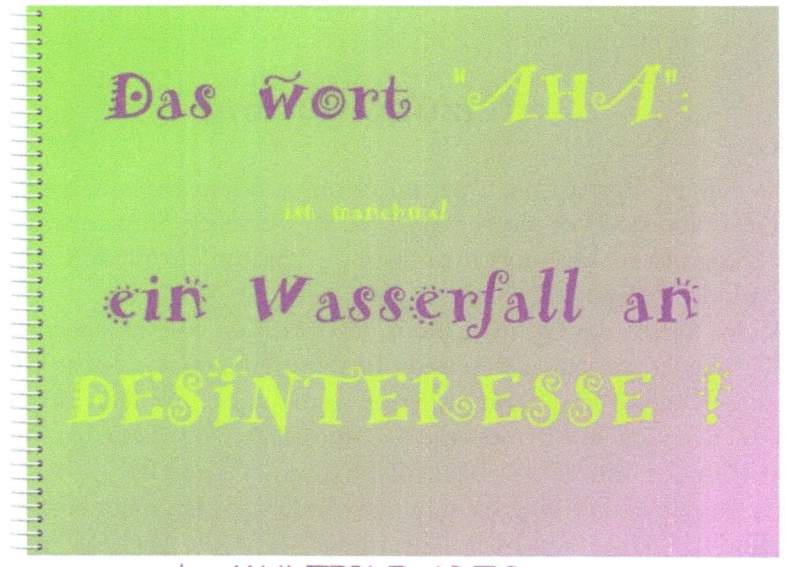

by MULTIPLE-ARTS.com

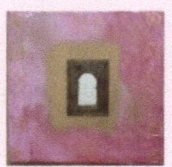

Reizüberflutung

Reizüberflutung ist nicht nur ein Wort, sondern ein außergewöhnlicher Zustand und vor allem gehört sie im weitesten Sinne ebenfalls zu den „Kognitiven Leistungsstörungen" – zusammen mit MS ein ganz besonderes Vergnügen! ☹

Meine Form der MS, die noch gekoppelt ist mit Hochsensibilität (HSP), reagiert auf zu viele Reize **sofort**: mit Fatigue und Sehstörungen. Wenn es „ganz dicke" kommt, dann gerne auch mit allen bekannten und auch neuen MS-Symptomen – sie bringt, vor allem bei Wärme, noch Herrn „Uhthoff" (= „Uhthoff-Phänomen") mit. ☹

Es war ein langer Weg bis mir klar wurde, dass ich nicht einfach nur empfindlich bin… und mir nicht immer selbst die „Schuld" gegeben habe, wenn mich etwas überfordert hat (so nach dem Motto: "Stell Dich nicht so an!"). Nein, es ist ein Tatbestand, dass dies auch ein Symptom der MS ist, allerdings liest man in diesem Zusammenhang darüber sehr wenig und ich musste mich für den Zusammenhang mit MS auf amerikanische Studien verlassen.

„Reizüberflutung ist eine umgangssprachliche Metapher für einen angenommenen Zustand des Körpers, in dem dieser durch die Sinne so viele Reize gleichzeitig aufnimmt, dass sie nicht mehr verarbeitet werden können und beim Betroffenen zu einer psychischen Überforderung führen. Diese Überforderung des (menschlichen) Organismus bzw. Nervensystems durch Sinneseindrücke betrifft die Sinne (Hören, Sehen, Riechen, Schmecken und Tasten) einzeln, in Kombination, für einen kurzen Zeitraum und auch langfristig."
(https://de.wikipedia.org/wiki/Reizüberflutung)

MS-Betroffene reagieren dabei besonders stark. Anhaltende Reizüberflutung kann dauerhafte Konzentrationsschwierigkeiten bewirken.

Es gibt wohl kaum einen Bereich des Körpers, der hierdurch keine Defizite erleiden würde. Die hierzu passenden Krankheitsbilder sind das Chronical Fatigue- oder das Burn-Out-Syndrom (bei MS wäre das zum Beispiel die FATIGUE) und Beschwerden, die direkt im Zusammenhang mit einer Reizüberflutung auftreten: Tinnitus oder Migräne etwa. **Auslöser dieser Überforderungen sind meistens Hektik, Stress und die damit einhergehende Unfähigkeit abzuschalten.** Zahlreiche psychosomatische Krankheiten werden auf ein Übermaß an äußerlichen Reizen zurückgeführt.

Beispiele für mögliche Auslöser sind:

- Gehör: Lärm, mehrere gleichzeitige akustische Quellen (z. B. Gerede inmitten Menschenmasse)
- Augen: Vielzahl von Farben, blinkende Lichter, schnelle Bewegungen
- Geruchs- und Geschmackssinn: Reizüberflutung kann auch bei einem bunt gemischten Essen auftreten, das die Geschmacksrichtungen süß, sauer, bitter, salzig zugleich enthält, so dass die Geschmacksrichtungen nicht mehr einzeln empfunden und zugeordnet werden können.
- erhöhte Außen-Temperatur (bei MS= „Uhthoff-Phänomen")
- Drogen aus der Gruppe der Psychedelika und Dissoziativa
(https://de.wikipedia.org/wiki/Reizüberflutung)

Sicher ist, dass Reizüberflutung kurzfristig zu STRESS, Hektik, aggressiven Reaktionen und schneller Erschöpfung, sowie zu Schmerzen, vor allem Migräne führt.

Oft entlasten bereits Entspannungsübungen und Ruhe das übermäßig aktive Gehirn und reduzieren die Schmerz-Anfälle. Trotzdem kommen die meisten Patienten nicht ohne Schmerz-Medikamente aus. Heilen können diese Mittel die Schmerzen allerdings nicht. Sie lindern lediglich die Symptome. Hilfreich sowohl für die Diagnose als auch die Therapie ist das Führen eines (Kopfschmerz-) Tagebuches, das Zeitpunkt und Umstände des Auftretens dokumentiert.

Reize wahrnehmen/Sinneswahrnehmung:

Wir nehmen die Welt über unsere Sinne wahr: Sehen, hören, riechen, schmecken, fühlen. Am meisten allerdings beherrschen uns die **visuellen und akustischen** Eindrücke.

Man weiß, dass von den Sinnesorganen aus die Reize über Nervenbahnen direkt in unser Gehirn gelangen, wo sie verarbeitet werden. Da jedes Sinnesorgan einem eigenen Zentrum im Gehirn zugeordnet ist, können (normalerweise) problemlos mehrere Eindrücke verschiedener Sinnesorgane gleichzeitig verarbeitet werden. Von einer Reizüberflutung wird nur dann gesprochen, wenn so viele Eindrücke, meist desselben Sinnes, auf den Menschen einwirken, dass das Gehirn die gesehenen oder gehörten Informationen nicht mehr verarbeiten kann. Insbesondere durch die Technisierung und Modernisierung der heutigen Welt ist die akute und chronische Reizüberflutung ein aktuelles Thema. (Beispiel: blinkende und laute Großstadt).

(Angelehnt an http://www.gesundheit-und-wohlbefinden.net/psychische-ueberforderung-durch-reizueberflutung/)

Solange unser Gehirn also in der Lage ist, all diese unterschiedlichen Reize aufzunehmen und zu verarbeiten, scheint kein großes Problem zu entstehen. Selbst kurzfristige Reizüberflutungen lassen noch keine psychische Überforderung entstehen. Das Gehirn schafft es bis zur nächsten Erholungsphase, diese Eindrücke zu verarbeiten.

Hingegen können langfristige Reizüberflutungen ein Problem darstellen. Durch die dauerhafte Überforderung von Sinnen und Gehirn wird der Körper in einen Stress-Zustand versetzt: der Sympathikus wird aktiviert. Das bedeutet: unser Körper schaltet auf „**Aktiv-Modus**". Bei langfristigen Reizüberflutungen ist der Körper des Menschen in einem Dauer-Stress-Zustand: Katecholamine werden ausgeschüttet und Kortison produziert. Folgen sind erhöhter Blutdruck, Muskelanspannung, Kopfschmerzen, Verdauungsprobleme. Doch das ist nicht das Einzige. Körper und Psyche sind eng miteinander verwoben, daher sind viele Menschen auch von psychischen Problemen betroffen.

Das Aktionspotenzial jeder Zelle im Körper ist auf Höchstleistung. Der Körper, insbesondere das Gehirn, ist irgendwann erschöpft - ähnlich einem Schlafentzug. Daher kann er Kompensationsmechanismen nicht mehr oder in nicht ausreichendem Maße anwenden, mit der Folge, dass psychische Auffälligkeiten durch die Überforderung vermehrt zutage treten: Kraftlosigkeit, Schlafstörung, Hemmungen, Realitätsverlust, Aggressivität. Auch psychische Erkrankungen mit all ihren Symptomen zeichnen sich in erhöhtem Maß bei chronischer Reizüberflutung ab. (Angelehnt an http://www.gesundheit-und-wohlbefinden.net/psychische-ueberforderung-durch-reizueberflutung/)

Wenn man sich dies bewusst macht, wundert es nicht, dass unser **MS-Körper** besonders **RE-agiert!**

Auch wenn selbst aus einer dauerhaften Reizüberflutung keine Störung erwachsen MUSS, kann es auf Dauer schädigen, oder gerade bei Patienten, die an neurologischen Erkrankungen leiden, noch eins „oben drauf" setzen.

> ✓ **Wichtig ist also, sich seiner individuellen Reizüberflutung bewusst zu werden und sie wahrzunehmen. Wir müssen klären, WAS GENAU uns überfordert und ob wir dies abstellen können.**

Das wäre die Ursachenbehebung, die allerdings nicht immer einfach ist, da wir nicht alle Reize, die uns begegnen, beeinflussen können.

Machen Sie sich notfalls eine Liste mit den störenden Reizen und einer Lösungsmöglichkeit. Sollte Sie seit Wochen Baustellenlärm in der unmittelbaren Nachbarshaft stören, werden Sie sicherlich nicht umziehen wollen, aber Sie können sich bewusste Atempausen nehmen und gönnen. Beispielsweise durch Spaziergänge, Yoga oder Meditation. Sie können in dieser Zeit auch weitere Reize, wie Medienkonsum meiden.

So kann jeder für sich herausfinden, was störend und was umwandelbar ist.

Die wichtigste Regel bei psychischer Überforderung durch Reizüberflutung lautet: **weniger ist mehr!**

Ziehen Sie sich zurück, schauen Sie genau hin, was Ihnen gut tut und was nicht. Laute Musik, grelles Licht, Gerüche… Vieles kann man wirklich in besonders schlimmen Phasen meiden.

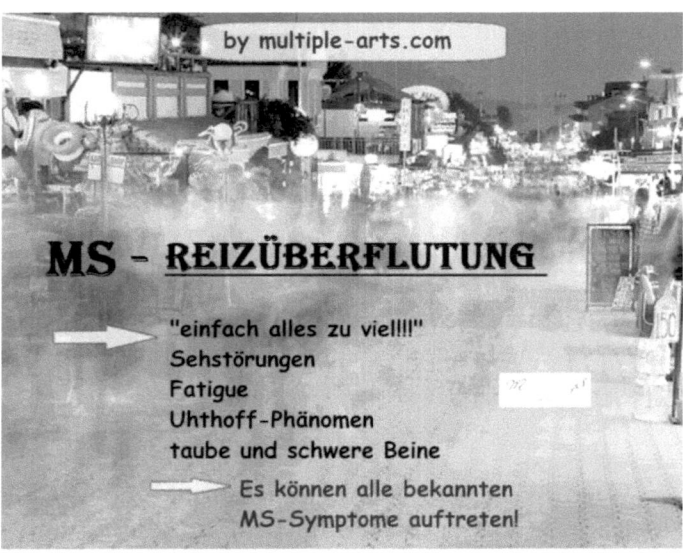

> **Mit MS kann sich die Fähigkeit zur selektiven und geteilten Aufmerksamkeit, sowie für Mehrfachtätigkeiten (Multi-Tasking) verringern.**

Dies kann gravierende Auswirkungen auf die Belastung und Beanspruchung bis hin zur Überforderung des Betroffenen haben. Auch kann die **Abgrenzung von „wichtigen oder unwichtigen" Hinweisreizen Probleme bereiten.**

Alle komplexen Anforderungen, sowie solche, die ein neues oder verändertes Handeln erfordern, können überfordern. Eine verringerte Belastbarkeit und eine verringerte Fähigkeit, sich schnell auf sich wandelnde Situationen einzustellen, führen in einem komplexen und zugleich dynamischen Umfeld schneller an Leistungsgrenzen.

Dies gilt für alle Bereiche, aber macht deutlich, wie schnell wir auch mit all den Reizen schlicht und ergreifend überfordert sind, beziehungsweise dass unser Gehirn diese vielen Reize nicht mehr verarbeiten, geschweige denn sinnvoll umsetzen kann!

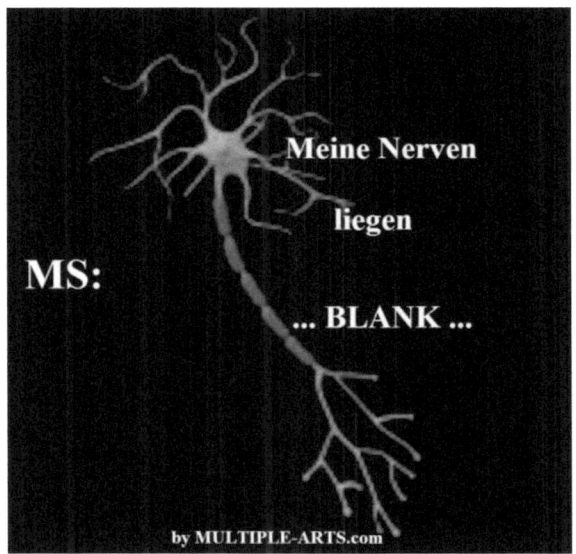

Blanke Nerven

Im Grunde ist das Wortspiel für uns MS`ler herrlich, weil es auch bildlich gesehen passt!

Meine Nerven liegen beispielsweise sehr schnell blank und seitdem mir klar ist, dass dies auch tatsächlich organische Ursachen hat, geht es mir besser damit, beziehungsweise gebe ich mir nicht mehr die „Schuld" – so nach dem Motto: „DU bist aber empfindlich!".

So fällt es mir beispielsweise zunehmend schwerer, auf Facebook zu „chatten" – das heißt einen Mailverkehr aufrecht zu erhalten. Kurzzeitig ist dies möglich, als eine Art Gedankenaustausch; aber alles, was über 5-10 Minuten hinausgeht kann mich enorm stressen. Und zwar nicht nur ein bisschen, sondern vollkommen. Mit „vollkommen" meine ich ganzheitlich: Meine Gesichtspartie wird taub, ich bekomme Sehstörungen, mein Hirn wird „leer"/ wie ausgebrannt, meine Arme und Beine werden taub, mir wird schwindelig und meine Koordination (und auch das Gleichgewicht) geraten völlig aus dem Takt. Meine MS zeigt sich in ihrer Ganzheit – sozusagen in ihrer vollen Pracht! Dass dies ein äußerst unangenehmes Gefühl ist, entbehrt jeder Frage!

Es macht mich in diesen Momenten wütend, es demoralisiert mich auch, denn es nimmt mir meine so heiß geliebte Lebendigkeit und kann wirklich in einen schlimmen Fatigue-Anfall ausarten. An ganz schlechten Tagen habe ich schon Bedenken, jemand anzuschreiben: aus Angst, es würde eine zu lange Unterhaltung werden - denn selbst manche MS`ler verstehen dieses merkwürdige Symptom nicht, da sie es in diesem Ausmaß von sich nicht kennen. Natürlich gehe ich offen damit um und verabschiede mich dann auch notfalls aus einer Chat-Unterhaltung, aber schön ist das für mich nicht. Aus dieser Erfahrung heraus ist mir klar geworden, wie isolierend sich ein MS-Symptom auswirken KANN, wenn man nicht die Kraft oder auch den Mut hat, sich diesem zu stellen oder es seinem Gegenüber mitzuteilen.

Was mich wiederum immer wieder beruhigt und mir unendlich gut tut, ist das Schreiben und Recherchieren. Auch hier wurde ich mit Unverständnis von MS`lern konfrontiert, da ihnen diese Arbeit als viel anstrengender erschien, als ein kleiner Chat. Aber - und das ist der große Unterschied: wenn ich schreibe und recherchiere, tue ich das in Ruhe, bin ganz bei mir und habe ansonsten keine anderen Reize, die auf mich einprasseln. Ich muss nicht reagieren, nicht antworten – es ist beim Schreiben nichts Fremdbestimmtes anwesend, sondern nur ich selbst mit meinen Überlegungen – ohne Druck, ohne Erwartung. Das scheint mein (!) Gehirn leisten zu können, zumal es für mich auch „mehr" ist – nämlich meine Muße, mein Hobby und einfach „Meins"! ☺ Wohltuend und mein „Flow"!

Ich erwähne dies, um die kleinen aber so feinen Unterschiede herauszustellen, um zu zeigen, wie unterschiedlich auch jeder MS`ler seine 1000 Gesichter integrieren kann und muss.

Dagegen stresst es mich nicht, wenn mir jemand etwas „Trauriges" oder „Schlimmes" erzählt. Meine Mama möchte mich manchmal schützen und erzählt mir beispielsweise eine gesundheitliche Episode nicht.

Aber für mich ist es wichtig, am Leben teilhaben zu können und dazu gehört auch, dass es innerhalb der Familie Krankheiten gibt, die nicht schön sind. Ich kenne MS`ler, die solche Themen umhauen, die sie fertig machen und diese Menschen müssen wirklich geschützt werden. Für sie sind solche Informationen eine akute Reizüberflutung (oft natürlich auch noch gepaart mit psychischen/emotionalen Hintergrund -„Päckchen"). Das zeigt einfach auf, wie verschieden jedes MS-Gehirn reagiert, zumal jeder ja auch noch seine individuelle psychische Situation mit einbringt. Alles ist also möglich – im Guten wie auch im Negativen und auch hier hilft es nur, dass man sich all diesen Symptomen und Unterschiedlichkeiten stellt, sie bewusst wahrnimmt und dies dann gegebenenfalls auch so ins Außen kommuniziert.

Multi-Tasking ist auch ein Thema, das mir früher wie „angewachsen" war: Das Baby auf der Hüfte sitzend, den Staubsauger hervorgeholt und das Klingeln des Telefons registriert und den Anruf beantwortet und nebenbei noch einer Konversation im Radio zu folgen: das war meine geliebte und gelebte Realität. Dabei bin ich aufgeblüht! Heute stehen mir allein bei dem Gedanken daran schon die Haare zu Berge! ☺ Mein MS-Gehirn wäre HEUTE mit nur zwei dieser gleichzeitigen Aufgaben völlig überfordert.

Natürlich gibt es gesunde Menschen, die solch ein Multi-Tasking noch nie aushalten konnten – aber ich **vergleiche mich ja mit mir selbst – mit dem Zustand, der für mich einst normal war!** Und daran sehe ich die Veränderung, die aber nichts mit dem zunehmenden Alter zu tun hat, denn dieses normale Langsam-Werden im Alter ist dann ja **nicht** durch taube Gliedmaßen und Fatigue gekennzeichnet!!! ☺

Ein ebenfalls typisches Anzeichen - beziehungsweise die Folge von Reizüberflutung - ist das mögliche Unvermögen einschlafen zu können. Die ganzen Eindrücke des Tages schwirren im Kopf umher, man findet keine Ruhe und denkt noch über das Tagesgeschehen nach. Man ist im wahrsten Sinn des Wortes „überreizt"! Auch wacht man nachts dann des Öfteren auf, weil man das Erlebte nicht mal einfach so ab- und ausschalten kann. Interessanter Weise - so haben mir zig Interviewpartner berichtet und ich kenne es auch von mir - kann man sich hundert Mal sagen, dass man „nun aber mal Ruhe haben möchte" und kann versuchen, diese Gedanken zu verbannen: sie kehren einem Bumerang gleich aber immer wieder zurück.

Kein Wunder, wenn man weiß, dass das MS-Gehirn einfach nicht sinnvoll ausfiltern kann – wie soll es da bei diesen Abermillionen Reizen jemals zur Ruhe kommen???

Mir wurde das unter anderem bewusst, als wir mit Freunden Essen waren: wir haben uns zu viert unterhalten, manchmal auch nur zu zweit – aber drumherum wurde gelacht, es schrie ein Baby, der Hund bewegte sich, ein anderer Hund bellte, die Vögel zwitscherten, die Bedienungen rannten emsig umher, der Wind wehte meine Serviette vom Tisch, der Nachbar ist aus Versehen an meinen Stuhl gestoßen und hat sich entschuldigt, ein Auto fuhr hupend vorbei, die Kellner unterhielten sich, es kamen und gingen Leute und und und…. Ein Gesunder registriert dies und sein Gehirn schaltet und filtert Unwichtiges aus. Ein MS-Gehirn nimmt das **ALLES (!!!!)** GLEICHZEITIG wahr und hat keine Gelegenheit, es zu kompensieren, weil es genau so weiter geht – bis man vielleicht Zuhause ankommt und versucht, alle Reize auszuschalten.

Und selbst dann spüre ich noch, wie sehr mein Kopf brummt, wie leer er ist und wie mein Körper mit bekannten MS-Symptomen reagiert – sich zu wehren versucht. Ich bin todmüde, aber an Schlaf ist gerade nicht zu denken… Es wunderte mich dann auch nicht, dass ich ohne Schlaftablette keine Ruhe fand, denn meine Beine tanzten ihren Boogie in Form von „Restless Legs", mein Hirn tanzte Jive mit all den Synapsen um die Wette und wollte die Nacht durchmachen. So endete ein „ganz normaler" Ausflug in ein Garten-Restaurant in einer kompletten Reizüberflutung, von der ich mich noch tagelang erholen musste.

Ich erzähle das nicht, um mich zu beklagen – ich kenne diese Abläufe und integriere sie möglichst achtsam in meinen Alltag und weiß, dass ich anschließend mindestens einen „Ruhetag" brauche - aber es zeigt so deutlich auf, wie schnell wir reizüberflutet sind und was unser Gehirn in diesen Momenten an Höchstleistung vollbringt! Danken wir ihm, dass es nicht überschnappt! ☺ ☺

Und all das zeigt auch, dass „Reize" offensichtlich nicht gleich „Reize" sind! ☺ Was den einen reizt, lässt den anderen kalt – auch mit MS!

MOTORIK

Untersuchungen haben ergeben, dass man einen Zusammenhang zwischen entwicklungsbedingten Koordinationsstörungen und Aufmerksamkeitsproblemen, beziehungsweise Wahrnehmungsdefiziten, bestätigen konnte. Es scheint so, dass eine motorische Störung häufig in Kombination mit einer Lese-Rechtschreib-Schwäche auftritt. (Und somit eventuell mit kognitiven Störungen).

Motorik „(von lateinisch motor, abgeleitet von movere ‚bewegen‘, `antreiben`)
bezeichnet:
- die Gesamtheit der Aktionen der Skelettmuskulatur,
- die Qualität hochrangiger Bewegungsfertigkeit (Artistik),
- einen Wissenschaftszweig von der Bewegung (Bewegungs- oder Motorik-Wissenschaft).

Es gibt verschiedene Formen der Motorik und wenn man die Begrifflichkeiten liest, wird auch deutlich, warum selbst die Motorik so eng mit der Kognition und entsprechenden Problemen verbunden ist.

„Die **Sensomotorik** interessiert sich für die Zusammenhänge von Sinneseindrücken und Muskeltätigkeit. Sie untersucht etwa die Komplexverbindungen von visuellen und taktilen Wahrnehmungen, nervalen Reiztransporten und motorischen Vorgängen. Es geht um spezifische Steuerungs- und Regelungssysteme.

Die **Psychomotorik** macht die wechselseitigen Beziehungen von geistig-seelischer Verfassung und Befindlichkeiten des Körpers zu ihrem Forschungsthema. Sie befasst sich mit den für die Persönlichkeit charakteristischen Ausdrucksformen wie Sprechmodus, Gestik, Mimik, Körperhaltung, Gehweise und arbeitet entsprechende Typologien heraus."
(https://de.wikipedia.org/wiki/Motorik)

Schon bei Kleinkindern wird zurecht großer Wert auf viele Bewegungsmöglichkeiten gelegt. Man weiß, dass Kinder, die sich viel bewegen, auch lernfreudiger und motivierter sind. Entwicklungsbedingte Koordinationsstörungen weisen demnach nicht nur isolierte kognitive

Defizite auf (wie beispielsweise handlungsbezogene Leistungen), sondern sie wirken sich mit erhöhter Wahrscheinlichkeit auf verschiedene kognitive Bereiche aus.

Vermutlich, so einige Wissenschaftler, tragen sie sogar zur „Vorhersage von Defiziten in den Bereichen visuelle Verarbeitung, Kurzzeitgedächtnis, Aufmerksamkeit/Konzentration sowie Verarbeitungsgeschwindigkeit bei.‟

(Quelle: http://www.pearsonassessment.de/blog/entwicklung/koordinationsstoerungen - Kastner & Petermann, 2010: 33).

Dies bedeutet auch für Erwachsene, die mit kognitiven Problemen zu kämpfen haben (und noch dazu an einer Erkrankung wie MS leiden) auch im Umkehrschluss, dass sich diese wechselseitig bedingen. Schon bei MS – ohne kognitive Störungen – werden die Befehle, die das Gehirn beispielsweise an das Bein und den Fuß sendet um sich fortzubewegen, oftmals gestört oder unterbrochen. Wenn nun noch Gedächtnisstörungen, die das gleiche Gehirnareal betreffen, hinzukommen, wird es nochmals schwieriger.

Noch dazu fällt auf, dass dem durch die MS bedingten nachlassenden oder gestörten Sehvermögen große Bedeutung zukommt, da die visuelle Wahrnehmung als essenzielle Voraussetzung einer sicheren Fortbewegung gilt. Wer nicht gut sieht, oder nur durch einen „Tunnel‟ sieht, der wird auch in der Motorik eingeschränkter sein. Das Gleiche gilt für andere und auch kognitive Störungen.

Der menschliche Organismus hat eine begrenzte Kapazität zur Verarbeitung von Umweltreizen zu einem bestimmten Zeitpunkt. Man unterscheidet hier die Fähigkeiten: selektive Aufmerksamkeit und geteilte Aufmerksamkeit.

Es gibt Tage,

an denen ich so gekonnt torkele, dass ich auf einer Tanzfläche

einen Tanz-Wettbewerb gewinnen würde.

„Motorische Einschränkungen könnten sein:

- Kraft und Bewegung
- Geschwindigkeits- Genauigkeitsabgleich
- Reaktionszeit
- Bewegungskoordination
- Ausdauer
- Beweglichkeit

Hinzu kommt eine verringerte Belastbarkeit, schnellere Ermüdbarkeit und langsamere Reaktionsfähigkeit.

Sensomotorische sowie physiologische Einschränkungen haben ebenfalls immer Auswirkungen. Zum Beispiel ist besonders für Autofahrer eine ausreichende Beweglichkeit des Hals- und Nackenbereichs relevant, um den sicherheitsrelevanten Schulterblick zu gewährleisten. (…) Zudem kann eine Gelenksteife sowie abnehmende Muskelkraft die Lenkrad- und Pedalbedienung erschweren. Motorische Fähigkeiten, welche zum Führen eines Fahrzeuges notwendig sind, erfordern überdies Präzision und Koordination, welche nach einem Schlaganfall oder durch Medikamenteneinnahme beeinträchtigt sein können" Dies ist ebenso auf MS übertragbar.

(entnommen und auf MS abgewandelt:
http://www.forschungsinformationssystem.de/servlet/is/396386/)

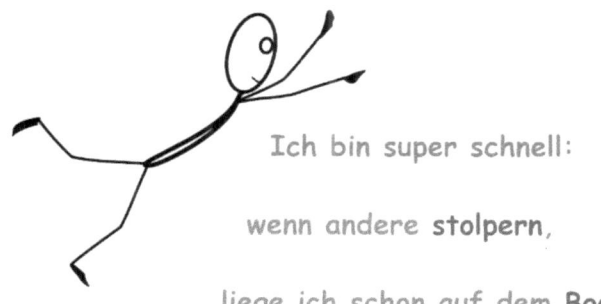

Ich bin super schnell:

wenn andere **stolpern**,

liege ich schon auf dem **Boden**...

by MULTIPLE-ARTS.com

Umgang mit
kognitiven Einschränkungen

Kognitive Prozesse wirken sich sowohl auf die motorische Koordination, als auch auf die Kommunikation und somit auf soziale Fähigkeiten wie Zuhören, Gestik und Sprache aus. Diese Einschränkung sozialer Verständigung kann für Menschen mit MS weitreichende Folgen haben. Oft beginnt es mit leichten Irritationen im Austausch mit dem sozialen Umfeld. Aber daraus können massive Unsicherheiten entstehen, die sich bis zu Problemen mit dem Job und schlimmstenfalls in sozialer Isolation äußern können.

Deshalb ist es ganz wichtig einen konstruktiven Umgang mit kognitiven Einschränkungen zu praktizieren. Dazu gehört es, diese zu verstehen und zu akzeptieren. Wenn man sie als „Störung" wahrgenommen hat, sollte man unbedingt darüber zu sprechen. Denn Klarheit ist wichtig: Für den Patienten selbst und für seine Angehörigen und Freunde ebenso. Nur wenn man weiß, warum der Betroffene vielleicht manchmal anders handelt als früher, vergesslicher ist und so weiter, kann man auch sinnvoll darauf eingehen und damit umgehen. Es gibt absolut keinen Grund, diese kognitiven Leistungsstörungen zu verheimlichen. Wie bereits erwähnt gibt es verschiedene neuropsychologische Testverfahren, mit denen man die kognitive Leistungsfähigkeit beurteilen kann.

Man kann sogenannte „Kompensationsstrategien" erlernen und diese regelmäßig üben und trainieren, um sie dann sinnvoll einsetzen zu können. Nur so kann man generell Überforderungssituationen vermeiden. Mit dem Neurologen, Ergotherapeuten, in MS-Zentren oder auch Demenz-Ambulanzen kann man sich besprechen. Es gibt spezielle Spiele, auch computergestützte Trainingsprogramme, man kann sich Gruppen anschließen oder auch alleine üben.

Es ist hilfreich, sich die bekannten „Eselsbrücken" aufzubauen um somit bildhafte Vorstellungen mit Gedächtnisinhalten verknüpfen zu können und diese als einfache Hilfen im Alltag zu verwenden.

Wichtig ist es bei diesem Symptom auch, mit dem Üben und Handeln ein Zeichen zu setzen: Für uns selbst, aber auch für unser Angehörigen – Sie zeigen damit nämlich, dass Sie nicht aufgeben und sich bemühen. Diese Motivation überträgt sich, macht Mut und Hoffnung und vielleicht entwickelt sich gar ein gemeinsames Spielen und Üben daraus.

Sobald Sie (oder Angehörige) also Veränderungen an sich bemerken, ist es ratsam, dies zunächst mit dem behandelnden Neurologen zu besprechen. Denn er kann Sie zu einer neuropsychologischen Abklärung überweisen, die am besten durch einen auf MS spezialisierten Psychologen durchgeführt werden sollte. Man darf nämlich auch nicht außer Acht lassen, dass es für die Psyche des Betroffenen äußerst wichtig sein kann, eine „entsprechende" Diagnose zu erhalten, da er nun seine Symptome einordnen und etwas gegen sie unternehmen kann. Nur so kann man die Probleme auch besser annehmen und somit sinnvoller handeln.

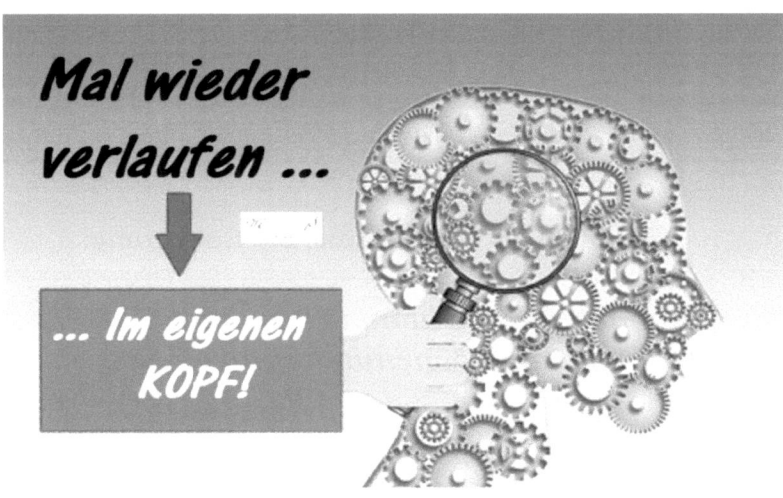

by multiple-arts.com

Sollte man anderen von diesen Einschränkungen erzählen?

Wenn Sie mit Ihrer MS offen umgehen, kann es sinnvoll sein, auch dieses Symptom zu erklären. Spätestens wenn die Einschränkungen stark einschränkend werden und man sich dadurch verunsichert fühlt, schadet ein Offenbaren nichts, denn Sie erledigen zwei Dinge: Sie nehmen sich selbst „den Wind aus den Segeln", also den Druck, und Sie geben Ihrem Gegenüber die Chance, Sie und Ihre Symptomatik zu begreifen und schließlich adäquat damit umgehen zu können. Falsche Scham von beiden Seiten könnte man somit schneller ausbügeln. Man muss ja keine „lange Abhandlung" daraus machen, aber man kann kurz mitteilen, dass man diese Symptome auf Grund der MS hat und den Gesprächsteilnehmer beispielsweise bitten, langsamer zu sprechen, damit man auch alle Informationen mitbekommt. Ob man das im Supermarkt beim Smalltalk einem anderen Kunden mitteilt, ist sicher nicht so ausschlaggebend, aber dafür werden Sie sowieso schon ein Gespür entwickelt haben.

Das Gute an all den Hilfsstrategien ist, dass man viele unangenehme Situationen vermeiden kann, beziehungsweise lernt, diese zu umgehen.

Und hier kommt nochmal die Erinnerung:

Kognitive Einschränkungen haben nichts mit Intelligenzminderung zu tun!

Gedächtnistraining

Kognitive Beeinträchtigungen machen den Alltag zu einer Herausforderung. Wenn sich Betroffene nicht mehr an PIN-Codes, Namen oder Telefonnummern erinnern können, die ihnen seit vielen Jahren vertraut sind, ist das eine sehr schmerzhafte Erfahrung.

Aber jeder Betroffene kann seinem Gehirn dabei helfen, dem Verlust besser standzuhalten. Die gute Nachricht ist nämlich, dass der Denkapparat zwar nicht das verloren gegangene Hirngewebe wiederherstellen kann, aber er kann bis ins hohe Alter immer wieder Verarbeitungspfade bilden. Diese besonderen Verbindungen sind zum Glück in der Lage, neue Informationen zu verarbeiten und abzuspeichern. Das bedeutet, dass die Möglichkeit besteht, dass man das Gehirn aktiv unterstützt und ihm somit sogar hilft, gegen starke Einflüsse standhalten zu können.

Regelmäßiges Gedächtnistraining fördert also das Zusammenspiel von Kurz- und Langzeitgedächtnis. Hierzu eignen sich Lesen, Schreiben und verschiedene Gedächtnisspiele, wie beispielsweise Sudoku, Kartenspiele oder Gehirn-Leistungstrainingsspiele, wie das kognitive Training. (Siehe Links am Ende des Kapitels).

Das **kognitive Training** gehört zu den Methoden der Ergotherapie, eine ganzheitliche medizinische Behandlung, die psychologische, pädagogische und soziale Aspekte in die Arbeit mit Betroffenen einbezieht. Kognitives Training wird mit Hilfe verschiedener Gedächtnis, -Konzentrations- und Reaktionsübungen angewandt, um neuropsychologische Funktionen zu erhalten oder wiederherzustellen. Dabei soll neben der Verbesserung der kognitiven Fähigkeit auch zur Bildung von Wissen und Strategien der Informationsaufnahme beigetragen werden."
(https://www.aktiv-mit-ms.de/ms-news/ms-exklusiv/detail/artikel/das-gehirn-in-schwung-halten/)
Kognitives Training ist bei MS immens wichtig, aber leider wird es im Rahmen einer Ergotherapie selten von den gesetzlichen Krankenkassen übernommen. Zum Glück kann man aber auch im Alltag einiges tun, um die Hirnleistung zu trainieren. Das ist wichtig, denn wenn wir diese kognitiven Funktionen nicht ständig im Alltag oder bei der Arbeit trainieren, können sie verloren gehen.

Es gibt unzählige Möglichkeiten an Spielen und Trainingsmöglichkeiten, ob online oder in Gruppen (z.B. auch mit lieben Freunden), in Vereinen und Selbsthilfegruppen. Unten habe ich einige Links angefügt. Die DMSG bietet beispielsweise auch ein App an.

Therapieziel ist „die Steigerung der Lebensqualität". Dies soll durch Verbesserung der kognitiven Fähigkeiten, Erleichterung des Alltags (und gegebenenfalls des Berufslebens), Abbau von Unsicherheit und Ängsten, Stärkung des Selbstbewusstseins und Vielem mehr geschehen.

Geschult werden die Wahrnehmung und die Aufmerksamkeit, das Gedächtnis, das Planen und Probleme-Lösen, die Rechenfähigkeit, sowie eine gewisse Strukturierung und „schlussfolgerndes Urteil bildendes Denken". Dies geschieht unter anderem durch die Vermittlung von Strategien zum Umgang mit den Problemen, Erlernen im Gebrauch von Hilfsmitteln und einer psychotherapeutischen Betreuung. Hierbei sollten fehlerhafte Prozesse durch eine gezielte Stimulierung wieder in Gang kommen und helfen, dass sich das Gehirn aufgrund der Stimulation neu „organisieren" lernt.

Tipps für den Alltag

Einige Tipps helfen, die Kognition im Alltag mit MS zu fördern:
- Schreiben Sie Listen für Dinge, die zu erledigen sind, wie Einkaufslisten usw.
- Vermeiden Sie Stress und Ermüdung, da diese Konzentrations- und Gedächtnisschwächen nach sich ziehen.
- Notieren Sie sich Termine im Kalender.
- Gespräche sollten an ruhigen Orten stattfinden, um Ablenkungen zu vermeiden. Auch bei der Arbeit ist eine ruhige Atmosphäre für Menschen mit MS sinnvoll.
- Wiederholen Sie Informationen und schreiben Sie wichtige Punkte auf.
  (https://www.aktiv-mit-ms.de/multiple-sklerose/ms-irrtuemer/detail/artikel/beeintraechtigung-der-grauen-zellen/)

LINKS für Gedächtnistraining:

https://www.dmsg.de/multiple-sklerose-news/dmsg-aktuell/multiple-sklerose-und-kognition-mit-der-dmsg-app-spielerisch-aufmerksamkeit-gedaechtnis-und-exekut/

https://ms-begleiter.de/Patient/Raetsel

https://www.aktiv-mit-ms.de/multiple-sklerose/ms-irrtuemer/detail/artikel/beeintraechtigung-der-grauen-zellen/

https://www.aktiv-mit-ms.de/ms-training/kognitives-training/

http://www.msundich.de/fuer-patienten/leben-mit-ms/ernaehrung/gedaechtnistraining-einkaufszettel/

http://www.ahano.de/gehirnjogging-gedaechtnistraining/

„Zusatz-Material"

Hier stelle ich noch ein paar Auslöser
für Reizüberflutung zusammen:

INNERE UNRUHE /Nervosität

Zusätzlich zur Reizüberflutung kann noch ein Gefühl der inneren Unruhe kommen, über das auch sehr viele MS`ler klagen.

Es ist schwierig darüber eindeutige Berichterstattungen zu finden, aber es wurde bei meinen Recherchen doch deutlich, dass diese Unruhen bei MS-Patienten gehäuft auftreten.

Innere Unruhe oder Nervosität können das Symptom einer Erkrankung sein. Am häufigsten treten sie bei Schilddrüsenüberfunktion, Angststörungen oder einem Herzinfarkt auf und besonders Frauen beschweren sich in den Wechseljahren über eine innere Unruhe.

Als Ursache werden immer wieder ähnliche Gründe genannt: ganz häufig tritt innere Unruhe in Situationen voller Anspannung, Stress und Angst auf. Ein gutes Beispiel hierfür sind Prüfungen. Die gute Nachricht ist, dass diese Form der inneren Unruhe in der Regel ungefährlich ist, zumindest wenn sie sich nach der Anspannungsphase wieder abbaut. Diese Form der inneren Unruhe ist völlig normal und wird beispielsweise als Ausdruck von Freunde, Spannung oder Sorge erlebt und versetzt unseren Körper durch Adrenalin- und Kortison-Ausschüttung sogar in eine besondere Leistungsfähigkeit.

Schwieriger wird es, wenn sich innere Unruhe manifestiert und nicht mehr weggeht, denn das setzt dann neben der Psyche noch den Körper unter „Stress"! Denn Nervosität kann sich auf das gesamte Erleben ausbreiten und andauern und führt zu Reizbarkeit, schlechter Stimmung oder − nach längerer Zeit − sogar zu körperlichen oder seelischen Erkrankungen. Anhaltende innere Unruhe ist oft die Folge eines „ungesunden" Lebensstils und kann den Organismus dauerhaft schwer schädigen. Die wirklichen Probleme, nämlich meist die Überforderung im Alltag, oder die Angst vor dem Versagen, bleiben hingegen oft unbeachtet. Genaues Hinhören, Lesen zwischen den Zeilen und Nachfragen sind daher von einem Arzt gefragt, damit er die richtige Diagnose stellen und entsprechende therapeutische Schritte einleiten kann.

Prinzipiell „ist Stress nichts Negatives. Unter Druck sind viele Menschen zielstrebiger und packen auch unangenehme und ungeliebte Aufgaben an. Aber nur bis zu einem bestimmten Ausmaß. Wenn dieser – individuell sehr unterschiedliche – Punkt der Belastbarkeitsgrenze erreicht ist, stellen sich psychische, somatische und soziale Probleme ein, die zu Motivations- und Leistungseinbußen führen, die die Lebensqualität deutlich beeinträchtigen und die langfristige manifeste organische Erkrankungen, wie auch psychische Störungen, nach sich ziehen können. Grundsätzlich kann eine Stressreaktion durch äußere wie innere Faktoren ausgelöst werden. Äußere Stressoren wie ein Überangebot an Reizen, Lärm, Wärme oder Kälte spielen als Auslöser von manifesten Erkrankungen eher eine untergeordnete Rolle.

Ganz anders verhält es sich bei psychischen Faktoren: Das Gefühl, bestimmten Personen oder Umständen ausgeliefert zu sein und keine Kontrolle über eine Situation zu haben, gehört zu den stärksten Stressoren überhaupt. Ob ein Stressor also krankmachendes Potenzial besitzt, hängt allein davon ab, wie dieser bewertet wird, das heißt, ob der Einzelne sich gewachsen fühlt, mit der spezifischen Situation fertig zu werden. Zu den größten Stressoren überhaupt zählen der Tod des Ehepartners, Scheidung, Trennung, Arbeitslosigkeit, Ärger mit dem Chef und mit Arbeitskollegen sowie zu hohe perfektionistische Ansprüche an die eigene Leistung." (http://www.krankenpflege-journal.com/home/108-pharma-aktuell/8124-anhaltende-nervositaet-zurueck-zu-mehr-innerer-ruhe.htm)

Nervosität kann durch gewisse Einflüsse verstärkt werden und auch krankheitsbedingt auftreten. Innere Unruhe zeigt sich meistens in Form von Zittern der Hände, Herzrasen, Schweißausbrüchen, Angst, Konzentrationsstörungen und Unsicherheit.

Sogar die Körpersprache kann den Eindruck von innerer Unausgeglichenheit zeigen, da sich beispielsweise die Stimme erhebt und erhöht und man hastiger spricht. Des Weiteren sind Betroffene zusätzlich meist sehr gereizt und haben noch dazu mit starken Stimmungsschwankungen zu kämpfen.

Wichtig zu wissen ist, dass sogar nach einem Hitzeschlag oder Sonnenstich die Möglichkeit zur ausgeprägten Nervosität besteht. Auch eine Depression oder ein Wetterumschwung können mit dem Gefühl der Unruhe und Nervosität einhergehen. Wetterfühlige Personen leiden dann häufig auch unter Kopfschmerzen und Reizbarkeit. Ebenso können mangelnde Bewegung, sowie der häufige Konsum von Alkohol und auch die Einnahme bestimmter Medikamente innere Unruhe und Nervosität begünstigen. Symptome der inneren Unruhe reichen von Magenschmerzen, Rückenschmerzen, Herzrhythmusstörungen, Durchfall, Depressionen und Angst bis hin zu Schweißausbrüchen und Konzentrationsmangel. Dieser nervöse Zustand findet sich meist im gestressten Alltag wieder und man fühlt sich umso mehr gehetzt und unter Druck gesetzt. So nimmt ein „Teufelskreis" seinen Lauf.

Das meistbeschriebene Symptom von Nervosität ist insgesamt eine sich steigernde oder anhaltende Ungeduld, die sich zum Beispiel in wiederholten Blicken auf die Uhr, in motorischer Unruhe oder Händereiben, sowie dem typischen „Auf-und-ab-Gehen" äußert. Die Gedanken kreisen immer wieder um den Anlass für die Nervosität. Man ist unruhig und weniger gelassen.

Typische psychische Symptome sind demnach wachsende Ungeduld, negative Gedankenspiralen (Gedanken-Karussell), gesteigerte Erregbarkeit oder Reizbarkeit, Konzentrationsstörungen, verminderte Aufmerksamkeit und unkontrolliertes hektisches (abgehacktes) Sprechen.

Wenn man solche und ähnliche Symptome bei sich entdeckt, oder von Angehörigen darauf hingewiesen wird, sollte man sie ernst nehmen und bald einen Arzt aufsuchen – vor allem wenn die innere Unruhe über einen längeren Zeitraum immer wieder in Erscheinung tritt.

Wenn die innere Unruhe erstmalig als belastend erlebt wird, ist zunächst Selbsthilfe sinnvoll. Aber nur ein Fachmann wird die Ursache der chronischen inneren Unruhe ergründen können und eine dementsprechende zielgerichtete Behandlung einleiten.

Häufige Anzeichen sind ebenfalls beispielsweise ein gerötetes Gesicht /Halsbereich, Hast/Hektik, erhöhte Reizbarkeit, Ungeduld, erhöhte Schweißproduktion und Herzklopfen, Angst.

Schlimm zu alldem dazu ist, dass innere Unruhe Betroffene nachts nicht schlafen lässt, was natürlich wiederum nervös macht – ein nicht endend wollender Kreislauf also...

Die Neigung zu Nervosität ist grundsätzlich individuell sehr verschieden. Manche Menschen sind eher „die Ruhe in Person", während andere wiederum als nervös, fahrig oder gehetzt gelten.

Die **Ursachen** für innere Unruhe und Nervosität sind äußerst vielfältig. Oft führt eine konkrete Situation dazu, dass man unruhig und/oder nervös wird. Allerdings kann Nervosität auch weitere Ursachen haben. Auch unsere Lebensweise spielt eine wichtige Rolle. Starker Stress und Schlafmangel sind zum Beispiel 2 wichtige Faktoren, die dazu führen können, dass wir uns ständig nervös und „unter Strom" fühlen.

Der Arzt wird alle körperlichen Beschwerden untersuchen und Blut abnehmen. Oft werden auch der Blutzuckerspiegel und die Schilddrüsenhormone gemessen. Die Blutuntersuchung lässt häufig auch Rückschlüsse auf andere Ursachen zu (z.B. Bestimmung von Hormonwerten bei Verdacht auf Wechseljahrbeschwerden, Nachweis von Erregern bei Verdacht auf chronische Erkrankungen und so weiter). In manchen Fällen können auch Untersuchungen wie ein Gehirn-MRT oder EEG notwendig sein. Die Maßnahmen um Nervosität abzubauen, richten sich immer nach der jeweiligen Ursache.

Eine kurzfristige durch Stress oder Belastung verursachte innere Unruhe kann meist mit pflanzlichen Wirkstoffen behandelt werden. Dazu gehören Baldrian, Hopfen, Melisse und Johanniskraut. Allerdings helfen diese natürlichen Arzneien leider nicht sofort, sondern erst nach längerer Einnahmezeit. Steht eine ernsthafte Erkrankung hinter der inneren Unruhe und Nervosität, dann ist es wichtig, die Erkrankung zielgerichtet zu therapieren, um entsprechend auch das Symptom der Nervosität zu „bekämpfen" und zu lindern.

Zu unterscheiden ist zwischen **akut** auftretender, **situationsbedingter** Nervosität mit konkretem Auslöser und einer eher „**anhaltenden Nervosität** anderer Ursache" zu unterscheiden.

Situationsbezogene Nervosität tritt bei Prüfungen, Vorstellungsgesprächen, Präsentationen, anstehenden medizinische Eingriffen oder Besprechungen, sowie bei persönlichen Herausforderungen auf. Charakteristisch ist hier, dass die Nervosität normalerweise abnimmt, wenn die Situation bewältigt wurde.

Anhaltende Nervosität ist dann schon fast als chronisch zu bezeichnen, wenn sie einfach Teil des Lebens wurde.

Schwieriger wird es mit der Diagnose und nachfolgend der Behandlung, wenn die innere Unruhe längere Zeit anhält und eventuell noch mit anderen Symptomen einhergeht - oder auch keine konkrete Ursache für die Nervosität ausgemacht werden kann. Problematisch kann es auch werden, wenn die Nervosität in bestimmten Situationen so stark ausgeprägt ist, dass sie den Betroffenen zu einem sogenannten Vermeidungsverhalten zwingt - das heißt, dass er für ihn schwierig erscheinenden Situationen aus dem Weg geht. Das bedeutet, dass die Betroffenen entsprechende Situationen komplett vermeiden und es drohen Rückzug, Isolation oder auch berufliche Schwierigkeiten. In diesen Fällen kann ein spezielles Coaching oder auch eine gezielte Psychotherapie hilfreich sein um bestimmte Herausforderungen besser meistern zu können.

Einige Tipps bei (leichter, nicht krankheitsbedingter) Nervosität sind beispielsweise das Einüben und Praktizieren von Entspannungsübungen - zum Beispiel Autogenes Training, Meditation, möglichst oft und viel Bewegung, wenn möglich Entspannungsbäder mit speziellen Badezusätzen, eine wohltuende Massage, das gute alte Hausrezept „warme Milch mit Honig" und pflanzliche Präparate.

Generell sollte bei einer Tendenz zu Nervosität darauf geachtet werden, genügend zu schlafen und Stress immer wieder gezielt und ausreichend abzubauen.

„Eine gesunde Nervosität stellt sich in der Regel ein, wenn wir mit Umständen konfrontiert sind, die für unser Leben eine große Bedeutung haben. Insofern ist Nervosität Ausdruck einer gespannten Erwartungshaltung, die eine konstruktive Konzentration auf wichtige Erlebnisse fördert. Warum diese gesunde Form der Nervosität mitunter entgleist und sich verselbstständigt, ist nicht geklärt. Hier gibt es, ähnlich wie bei dauerhaftem Stress oder überhöhter Angst, eine Vielzahl von Erklärungsmodellen. Wahrscheinlich entwickelt sich übersteigerte Nervosität aus einer Kombination verschiedener Ursachen. Dabei spielen die erbliche Veranlagung, erlerntes Verhalten (auch frühkindliche Sozialisation) und persönliche Entwicklung eine Rolle."

(http://www.meine-gesundheit.de/nervositaet)

Das heißt also zusammenfassend: Sollten Sie eine anhaltende innere Unruhe in sich spüren, suchen Sie einen Arzt auf und besprechen Sie das Problem ehrlich. Der Neurologe sollte bei der Erkrankung MS (oder anderen chronischen Erkrankungen) ebenfalls immer über anhaltende Nervosität benachrichtigt werden.

➢ Dass bei Nervosität und Stress eine kognitive Leistungsminderung auftreten kann, steht somit außer Frage.

GERINGE Belastbarkeit

Eine geringe Belastbarkeit ist dann vorhanden, wenn psychische und/oder physische Belastungen des normalen Alltags nicht ohne größere Anstrengungen (Kraftaufwand), oder gar nicht mehr gemeistert werden können. In der Regel geht eine geringe Belastbarkeit auch mit einer allgemeinen Schwäche einher. Allerdings kann sie aber auch als einzelnes Krankheitssymptom auftreten.

Bei MS ist die geringe Belastbarkeit ein großes und zum Glück auch anerkanntes Symptom, das sich ebenfalls, wie die meisten kognitiven Einschränkungen, zunächst unauffällig einschleichen kann.

Umgekehrt ist es aber auch möglich, erst durch die Entwicklung einer Erkrankung eine geringe Belastbarkeit zu entwickeln.

Die **Ursachen** sind leider vielfältig. Meistens ist der Betroffene dann weniger belastbar, wenn er durch eine Krankheit geschwächt ist. Allerdings können sogar Übergewicht und psychische Störungen, Depressionen, ein sich ankündigendes Burnout-Syndrom oder Herzkrankheiten zu einer geringeren Belastbarkeit im Alltag führen.

Ähnlich wie bei der „Reizüberflutung" verhält es sich mit der „geringen Belastbarkeit" auch bei MS. Die ohnehin geschwächten und „blanken" und zerstörten Nerven und Nervenleitbahnen, das ständige Auf und Ab der Krankheit, die Sorgen und vielfältigen Symptome der MS, begünstigen ein schwaches „Nervenkostüm", was wiederum kognitive Leistungsstörungen verursachen kann.

Eine geringe Belastbarkeit durch kurzfristig bedingte Krankheiten, wie eine Erkältung, verschwindet in der Regel wieder mit der Krankheit. Bei chronischen und psychisch bedingten Krankheiten kann nur eine ärztliche (Psycho-) Therapie helfen, zumal die Lebensqualität des Betroffenen stark beeinträchtigt wird.

„Eine geringe Belastbarkeit durch verschiedene Erkrankungen lässt sich nur dann wirksam behandeln, wenn der Zustand akut und nicht chronisch ist. Es handelt sich dabei immer um eine symptomatische Behandlung, da geringe Belastbarkeit nicht alleine auftritt. Bei kurzzeitiger verringerter Belastbarkeit, beispielsweise durch eine Grippe oder Bronchitis, ist Schonung das Mittel der Wahl. Schwere oder chronische Erkrankungen werden hingegen eher separat therapiert, als dass die Belastbarkeit behandelt wird. Nur dann, wenn sie zur Last wird oder sich lebensbedrohlich entwickeln könnte, wird sie eigenständig behandelt. Beim Raucherhusten hilft im fortgeschrittenen Stadium beispielsweise die Gabe von Sauerstoff, sie kann den Zustand sogar reversibel machen." (https//: Symptomat.de › Symptome › Geringe Belastbarkeit)

Stress:

Stress ist nicht nur ein Wort, sondern ein unschöner Zustand, wenn man ihn erlebt. Stress kann sofort eine Reizüberflutung auslösen und unseren Körper somit in erhöhte Alarmbereitschaft versetzen. Ebbt dieser Alarmzustand nicht wieder ab, befinden wir uns in einem Ausnahmezustand, der weder dem Körper, noch der Seele gut tut.

„Einerseits bedeutet Stress eine Reaktion auf bestimmte äußere Faktoren. Andererseits bezeichnet man als Stress aber auch die körperliche und seelische Belastung, die aus diesen äußerlichen Faktoren resultiert. Stress auslösende Faktoren können sich beim Menschen extrem unterscheiden. Die wohl am meisten auftretende Ursache, die Stress zur Folge hat, ist die alltägliche Hektik und innere Unruhe, mit der man sich stets konfrontiert sieht." (http://symptomat.de/Stress)

Lärm:

Dass Lärm gesundheitsschädlich ist, ist hinlänglich bekannt und dass Lärm sowohl den Körper, als auch die Psyche enorm belasten kann, ist auch kein Geheimnis mehr. Lärm ist einer der Auslöser für Reizüberflutung:

„Lärm, der aus verschiedenen Richtungen kommt, ist unangenehmer als ständiger Lärm aus der gleichen Richtung. Vermeidbarer Lärm ist besonders lästig. Ob man den Lärm als mehr oder weniger unangenehm empfindet, hängt von der jeweiligen Beschäftigung ab. Bekanntlich wirkt Lärm bei geistiger Arbeit besonders störend. Manchen Menschen erscheint Lärm, den sie selbst verursachen, keineswegs lästig, im Gegensatz zu ihrer Umwelt. Scheinbar vermag man sich gegebenenfalls an den Lärm zu gewöhnen, auf den Organismus wirkt jedoch der Lärm objektiv ein. Er kann die Gesundheit beeinträchtigen, gefährden und schlimmstenfalls auch schädigen". (http://www.symptomat.de.Lärm)

Visuelle Reize:

Das Sehen und vor allem das Wahrnehmen und Verarbeiten des Gesehenen macht es aus, ob wir optische Reize als Wohltat oder als Reizüberflutung wahrnehmen. Nicht alle Informationen, die das Auge aufnimmt, werden vom Gehirn in gleicher Weise verarbeitet. Entscheidend bestimmt die Aufmerksamkeit, auf welche Weise visuelle Reize im Gehirn repräsentiert werden.

Die Hinweisreize und die Aufmerksamkeitssteuerung spielen dabei eine wesentliche Rolle. Sind diese gestört, kommt es unweigerlich zu Schwierigkeiten und somit vermutlich auch zu (kognitiven) Leistungsstörungen.

Schon um die Diagnose MS abzusichern, werden die sogenannten evozierten Potenziale (gezielt ausgelöste elektrische Spannungsunterschiede) untersucht. Sie zeigen eine Funktionsfähigkeit spezieller Nervenbahnen und weisen Störungen bereits nach, wenn der Betroffene selbst sie noch nicht bemerkt.

„Sowohl die Weiterleitung von Nervenimpulsen als auch die Kontraktion von Muskelfasern basieren auf der Änderung von elektrischen Spannungsunterschieden (Potenzialen) zwischen dem Inneren der Nerven- bzw. Muskelzellen und ihrer Umgebung. Diese Potenzialänderungen können anhand geeigneter Messgeräte aufgezeichnet werden. Bekannte Beispiele sind das EKG (Elektrokardiogramm), das die Potenzialänderungen der Herzmuskelzellen erfasst, oder das EEG (Elektroenzephalogramm), das die Funktion der Nervenzellen des Gehirns darstellt. Mit den VEP wird die gesamte Sehbahn (Netzhaut, Sehnerven, Sehzentrum im Gehirn) untersucht. Die Reizung erfolgt anhand eines Schachbrettmusters, das in schnellen, regelmäßigen Abständen sein Schwarz-Weiß-Profil ändert. Der Patient beobachtet das Muster über einen Bildschirm mit jeweils einem Auge." (http://www.ms-life.de/ms-wissen/was-ist-ms/untersuchung/evozierte-potenziale/)

Dies zeigt deutlich auf, wie wichtig zum Bewältigen des Alltags eine gute visuelle Wahrnehmung sein muss und wie sehr sie beeinträchtigt sein kann. Gestörte Nervenleitbahnen können enorme kognitive Leistungsprobleme verursachen.

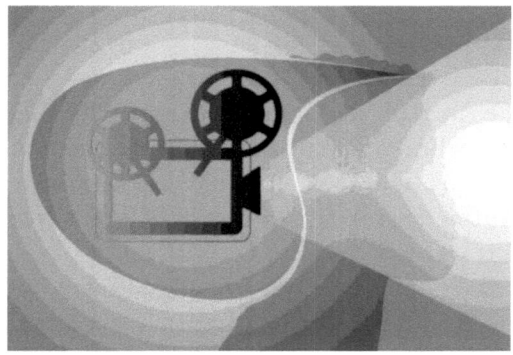

Als **Resümee** zu all den Recherchen habe ich festgestellt, wie wichtig es ist, sich ab und zu zurückzunehmen, sich auf sich selbst zu besinnen, Reize auszuschalten und abzustellen und ganz bewusst sich auch einmal aus Situationen zurückzuziehen – gelassener werden… Dinge geschehen lassen … und möglichst abzutauchen in eine Welt, die man für sich entdecken darf.

Bei mir ist es das Schreiben: wenn ich schreibe und recherchiere, komme ich bei mir an. „Welt aus, Schreiben an!" – Das könnte mein „Schalter" sein, um wieder bei mir anzukommen und um alle Reize auszugrenzen. Und wenn man etwas tut, das einem genau das gibt, was ein

„Flow" ist, etwas, das sinnvoll ablenkt und gleichzeitig sehr ausfüllt und erfüllend ist, dann hat man auch erstens viel Kraft für diesen geliebten Flow und zweitens schöpft man unendlich viel Energie und Kraft daraus, um wieder aufzutauchen und erneut in die Welt einzutauchen.

Mich strengt in solchen Momenten beispielsweise das Schreiben gar nicht an, sondern es erfüllt mich mit ganz viel Gutem und ist mein Schalter, um „abzutauchen". Ich bin dankbar, solch eine Flow-Tätigkeit gefunden zu haben. Und wer sich manchmal wundert, dass es doch immer wieder recht schnell neue Bücher von mir gibt: dann wisst Ihr, dass ich abgetaucht war, bei mir angekommen bin und mich all dem Neuen gewidmet habe - mit all seinen Chancen und Möglichkeiten, mit all meiner Kraft und Muße und dass ich mit mir und meiner Kreativität eins war.

In diesem Zusammenhang ist es aber ebenfalls wichtig, dies alles seinen Angehörigen zu erklären und die ganze Situation, sowie das Gefühl dazu, zu kommunizieren.

Viele meiner Freunde denken, dass ich „zu viel" tue, dass ich manchmal so „fertig" sei, weil ich zu viel schreibe. Nein, es ist definitiv nicht das Schreiben, denn da ich auf Grund meiner Fatigue und Erschöpfung/Kraftlosigkeit so viel liegen muss, nutze ich diese Zeit und tue das, was mir GUT tut: Schreiben. Mittlerweile ist es sogar so, dass Vieles farbloser und kahler wäre, hätte ich dieses Ventil nicht oder würde man es mir wegnehmen.

Aber wie schon erwähnt, ist so etwas bei jedem MS`ler anders und was dem einen gut tut, muss dem anderen nicht automatisch ebenfalls gut tun. Dies gilt es immer zu berücksichtigen. Ich erwähne meinen Fall nur, um deutlich zu machen, was auch oft Außenstehende denken, und was wir fühlen und spüren. Darauf und sich zu reflektieren, kommt es an.

Ich weiß von anderen MS`lern, dass ihnen Musik (hören oder selbst musizieren) hilft, oder nähen/häkeln/malen…

Ich wünsche jedem, dass er solch einen Flow für sich finden möge! ☺

KAPITEL 2

Meine Texte

Meine Texte schreibe ich zu völlig verschiedenen Zeitpunkten und sie sind in sich abgeschlossen. Somit kann es dadurch innerhalb des Buches auch einmal zu kleinen Wiederholungen kommen. Aber um den Sinn nicht zu verfälschen, belasse ich sie im Originalzustand.

*Es kann jedem Mal so gehen...

Es mag sein, dass es jeder Mal erlebt: Man möchte etwas erzählen und vergisst, was man sagen wollte; oder man weiß mitten im Erzählen nicht mehr, was man noch sagen wollte.

Es mag jedem Mal so gehen, dass man aus seinem Sessel aufsteht, um in der Küche ein Glas Wasser zu holen und man dort ankommt, und nicht mehr weiß, warum man in die Küche gegangen ist.

Es mag jedem Mal so gehen, dass er manchmal nach dem richtigen Wort suchen muss.

Es mag auch jedem Mal so gehen, dass er sich manchmal auf Anhieb nicht mehr erinnern kann, was er gestern gegessen hat.

Ab und zu. Mal....

Das kennt jeder und auch, dass es komisch ist, wenn einem das passiert!

Vielen von uns MS' lern passiert dies leider nicht nur ab und zu, sondern sehr oft. Kognitive Leistungsstörungen nennt man das. Ein langes Wort und genauso elend ist das Symptom.

Mit zunehmendem MS-Verlauf können diese Störungen, auch ohne, dass es eines Schubes bedarf, hinzukommen.

Meistens schleicht es sich ein... Hier und da spürt man Mal, dass man gerade etwas vergessen hat. Irgendwann merkt man, dass es sich häuft und wird sehr aufmerksam.

Denn es ist ein sehr unangenehmes Symptom. Die meisten Menschen haben nicht so sehr Angst vor körperlichem, als vor geistigem Zerfall. Das Wort Demenz macht Angst, oft gar Panik.

Und obwohl wir MS'ler es gewohnt sind, uns an unsere (neuen) Symptome zu gewöhnen und anzupassen, ist dieses kognitive Symptom doch ein ganz besonders unangenehmes.

Demenz - das verbindet man mit alten Leuten, mit Alzheimer ... Und schiebt es weit weg von sich selbst.

Und doch, es kann auch unsereins treffen, mit Wucht einfallen und sich herb bemerkbar machen.

Und wieder einmal ist es eines der unsichtbaren Symptome. Und doch für uns ein sehr spürbares Symptom und noch dazu eins, bei dem das Peinlichsein, das Schämen und das „sich selbst nicht mehr Begreifen" im Vordergrund steht.

Mir ist es peinlich, wenn ich mehrfach am Tag von diesem Symptom betroffen bin. Erst einmal vor mir selbst, da es wieder eine Auseinandersetzung mit der Krankheit ist und sie einem wieder so bewusst wird. Zum anderen ist es mir äußerst peinlich vor Anderen.

Wer möchte mit rund 50 Jahren eine kognitive Leistungskraft wie ein mindestens 70-Jähriger haben? Niemand!!!

Und doch passiert es mir ständig, dass ich nicht mehr weiß, was ich nebenan wollte, mich wieder hinlege und wenn es mir dann irgendwann doch wieder einfällt (und sei es nur, weil das Bläschen drückt, weil ich eigentlich zur Toilette hätte gehen wollen), dann weiß ich doch, dass ein erneutes Aufstehen ein Kraftakt ist, den ich mir gut überlegen muss.

Ein anderes Beispiel ist, dass ich Schokolade einkaufe und die mit ihr gefüllte Tüte im Café direkt an der warmen Heizung abstelle, anlehne, und mich meine Freundin dann liebevoll darauf aufmerksam macht, dass dies nicht gut für die Schokolade sei. In solchen Momenten frage ich mich, wie und ob mein Gehirn überhaupt noch arbeitet. So etwas wäre mir früher nie passiert. Das schmerzt. Das macht Angst und löst riesengroße Unsicherheiten aus. Außerdem frage ich mich, wie es wohl weiter geht und ob ich irgendwann so dement und durcheinander bin, dass ich auch vergesse, die Herdplatte auszuschalten, die Wohnungstür zu schließen und so weiter...!

DAS sind nämlich schon längst keine zu vernachlässigenden Kleinigkeiten mehr und diese Häufung tritt auch bei Gesunden meines Alters so nicht auf.

MS ist wirklich kein Kinderspiel und die zunehmende Verschlechterung macht Angst.

Aber Angst ist ja nicht nur etwas Schlechtes, sondern prinzipiell ein Warnsignal und wenn wir dieses zu deuten wissen, sind wir schon mal auf einem guten Weg. Zu deuten wäre hier, dass wir uns bewusst machen, dass wir diese kognitive Leistungsstörung haben und dass wir mit Hilfe von Fachleuten versuchen, etwas dagegen zu unternehmen. (Ärzte, Ergotherapeuten).

Und wieder die Bitte an die Angehörigen: bagatellisiert dieses Problem nicht, denn das schmerzt uns noch mehr. Nehmt es wertfrei, aber ernsthaft entgegen und helft uns Lösungen zu finden.

Sätze, wie: „Das passiert doch jedem Mal!", helfen uns nicht weiter, da wir tief drinnen wissen, dass dem nicht so ist.

Unsere Sorge, dass wir geistig irgendwann nicht mehr in der Lage sein könnten, für uns zu sorgen und dann noch Anderen zur Last zu fallen - die ist begründet.

Sie zu verleugnen halte ich nicht für sinnvoll, denn dann kann man nichts dagegen tun.

Also nutzen wir unsere Angst sinnvoll, in dem wir sie als Hinweis betrachten, uns nicht dem Schicksal zu ergeben, sondern zu kämpfen und uns der Störung entgegen zu stellen.

Hallo Leben; Hallo MS und Hallo kognitive Leistungsstörung!

*Vergessen

Dass Vergessen an sich sehr schwer sein kann, merkt man, wenn man bestimmte Personen oder Ereignisse vergessen möchte, die einem in unliebsamer Erinnerung sind.

Sie brennen sich - so scheint es - immer mehr ein, je mehr man sie vergessen möchte.

Der wissenschaftliche Fakt über Vergessen sagt Folgendes: **Vergessen** ist der Verlust von Erinnerung.

Warum also fällt uns das Vergessen dessen, was wir vergessen MÖCHTEN, so schwer?

Manchmal möchte ich meine MS vergessen …. Einfach in den Tag hineinleben und nicht an sie denken…

Und oh Wunder: manchmal gelingt mir das sogar auch. Solch ein Vergessen wird meistens durch Ablenkung und Abwechslung begünstigt – wenn wir also etwas Schönes erleben, das uns unsere Symptome für einen Moment, oder einige Stunden oder gar einen Tag vergessen lässt.

Für mich sind solche Augenblicke - egal wie lange sie anhalten - ein Geschenk und zwar ein großes Geschenk. Ich bin dann äußerst glücklich, ich genieße das Hier und Jetzt und kann tatsächlich mal all meine Sorgen ausschalten.

Bis…. Ja, spätestens bis sich meine MS-Symptome bemerkbar machen: Hallo MS! Dieses **MiS**tstück hämmert mir dann schadenfroh ins Gedächtnis: „Hallo da bin ich und zeige Dir, dass Du nicht wirklich ohne mich leben kannst. Du kannst mich zwar mal vergessen, aber ich bin da!".

Dies kann einem „bösen Erwachen" gleichkommen, einem Tsunami, der über mich herfällt und je nach Tagesform und Verfassung kann es mich aus dem Gleichgewicht bringen.

Gutes Vergessen ist schön und tut der Seele tut – sehr gut! Es zeigt, dass wir auch Momente haben, in denen die MS keine Rolle spielt und genau das ist so wichtig für unsere Motivation, für unsere Zuversicht und das Glauben an eine möglichst gute Zukunft. Solche Momente tragen uns und lassen uns hoffen…

Hoffen auf ein erneutes Vergessen und Hoffen auf schöne Augenblicke voller Genuss und LEBEN.

Und - das fällt auf: paradox ist das „Vergessen", da es auch ein Symptom der MS ist: kognitive Leistungsstörungen sind gekennzeichnet durch eine schwindende Merkfähigkeit, eine aufkommende Vergesslichkeit bis hin zu anderen Störungen, wie Konzentrationsproblemen und so weiter.

Ein Paradoxem, weil wir es hassen, wenn wir wichtige Dinge schlicht und ergreifend vergessen, wenn wir uns nicht mehr erinnern können, wie der bestimmte Film oder die bestimmte Person heißt; weil es schlimm ist, wenn wir erst abends daran denken (oder erinnert werden), dass wir morgens einen Anruf hätten tätigen müssen, oder wir in der Küche etwas anbrennen lassen, weil wir einfach vergessen haben, dass wir kochen. Das IST schlimm, das tut uns weh, denn wir fühlen uns minderwertig und für Momente auch nicht mehr voll funktionsfähig. Dement-Kranke können „ein Lied davon singen" – ihre Partner und Angehörigen ebenfalls.

Einerseits wollen wir vergessen, nämlich unsere MS, andererseits haben wir Angst vor dem Vergessen.

Wie so Vieles bei MS ist auch dies für mich ein **My**Sterium.

Einen Tag geschenkt zu bekommen, an dem man die MS vergessen kann, ist für mich mehr als nur ein Geschenk - es ist eine Hoch-Zeit, ein absolutes Glücksgefühl.

Zu vergessen, dass meine beste Freundin heute Geburtstag hat, obwohl ich mir Zettel geschrieben und es als „Memo" ins Handy gegeben habe – das ist blanker Horror für mich, weil es mir meine Defizite aufzeigt. Und zwar wachsende Defizite. Unangenehme Defizite. MS eben.

Hallo MS; Hallo Defizite und Hallo LEBEN – ich komme, auch wenn ich vergesse, was ich gerade wollte! ☺

*MS und verzögerte Reaktionszeit

Man findet nicht viel im Internet, wenn man nach diesem mittlerweile doch auch recht häufigem Symptom sucht: eine verminderte Reaktionszeit.

Manchmal ist es so, als ob das „Starten" (unseres Gehirns und Körpers) ewig dauert und die Reaktionszeit wie bei einem uralten PC ist. Holprig lädt er... und stürzt zwischendurch ab...

Die kognitiven Beeinträchtigungen können bereits in einem sehr frühen Krankheitsstadium auftreten und bedürfen deshalb besonderer Aufmerksamkeit. Kognitive Leistungsstörungen sind ein sehr häufiges und mittlerweile auch anerkanntes Symptom der MS.

Das heißt aber nicht, dass MS'ler weniger intelligent sind, sondern je nachdem, wo ein Entzündungsherd liegt, kann es zu Verzögerungen, Erinnerungsstörungen und Problemen mit der Merkfähigkeit kommen.

MS-Patienten zeigen in verbalen Gedächtnistests, dass sie mehr Zeit brauchen, sich Sachverhalte längerfristig einzuprägen.

Menschen, deren kognitive Leistungen durch eine MS beeinträchtigt sind, reagieren langsamer und sind auch im Straßenverkehr mehr gefährdet. In einer Studie der amerikanischen Gesellschaft für Neurologie wurden Untersuchungsergebnisse veröffentlicht, die neben den bekannten physischen Beeinträchtigungen durch MS auch Probleme der Wahrnehmung und Reaktionsgeschwindigkeit beschreiben.

Bei Patienten, bei denen zuvor eine herabgesetzte kognitive Leistung diagnostiziert worden war, wurde festgestellt, dass sie länger brauchten, um auf einen Situationswechsel zu reagieren. Bei 30 Prozent wurde außerdem ein erhöhtes Unfallrisiko festgestellt.

(http://www.wissenschaft.de/leben-umwelt/medizin/-/journal_content/56/12054/1210761/Multiple-Sklerose-beeinträchtigt-die-)

MS-Patienten kennzeichnen sich oft durch kognitive Auffälligkeiten aus, wie allgemeine Verlangsamung oder Gedächtnisstörungen.

Kognitive Defizite wirken sich auf die Anforderungen des täglichen Lebens aus und sind sowohl für den Betroffenen, als auch für sein soziales Umfeld zeitweise nur schwer auszuhalten.

Patienten beschreiben am ehesten eine allgemeine Verlangsamung und/oder vorschnelle Ermüdung, die den Zeitbedarf für zu erledigende Aufgaben enorm steigern und somit auch die Planung und Organisation betreffen.

Im Alltag wirken sich diese Defizite aber nicht nur beim Autofahren negativ aus, sondern sie haben natürlich auch einen negativen Einfluss auf die Berufstätigkeit und ganz allgemein im Alltag.

Eine soziale Isolation ist deshalb leider oft genauso die Folge, wie ein „schlechtes Gewissen", Scham oder Wut.

Und es bedarf einer besonderen Planung für Beruf und Alltag. Leider müssen sich sowohl die Familie als auch Kollegen/Freunde komplett darauf einstellen und sich abstimmen.

Die verlangsamte Verarbeitungszeit und Reaktionszeit führen unweigerlich zu Einbußen der Verarbeitungskapazität.

MS und verzögerte Reaktionszeit

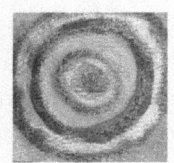

Manchmal ist es so,

als ob das „**Starten**" (unseres Gehirns und Körpers)

ewig dauert

und die **Reaktionszeit**

wie bei einem uralten PC ist.

Holprig lädt er...

und stürzt zwischendurch ab...!

©2014MULTIPLE-ARTS.com

Da es sich hier um ein nicht sichtbares Symptom handelt, ist es wieder sehr wichtig, dass sich Angehörige wertfrei mit dieser Symptomatik befassen und sich in Geduld üben.

Betroffenen ist es peinlich, wenn ihnen mehrfach und wiederholt irgendetwas erklärt werden muss und wenn es dann mit der Umsetzung auch länger dauert. Das ist niemals ein Vorsatz oder schlechter Wille, sondern dafür sind wieder einmal Entzündungsherde und schlechte Nervenleitbahnen verantwortlich.

Ein nicht sichtbares Symptom, aber ein spürbares und dadurch sehr emotional belastendes Symptom!

*Wortfindungsstörungen

Wortfindungsstörungen – eine weitere Form der „Kognitiven Leistungsstörungen"!

Es ist kein sichtbares, aber irgendwie auch kein unsichtbares Symptom. Man kann es nicht sehen, aber hören. Was man sieht, beziehungsweise was unser Gesprächspartner sieht, ist unsere eigene Fassungslosigkeit, die bis hin zu tiefem Beschämen reichen kann.

Wenn also ein MS'ler von einem Entzündungsherd in der entsprechenden Region des Gehirns betroffen ist, dann kann es zu diesen Wortfindungsstörungen kommen.

Ich kenne es von mir selbst und habe damals, als mir mein Neurologe nach einem MRT mitteilte, dass das Sprachzentrum betroffen sei, schon einen Schreck bekommen. War ich doch der deutschen Sprache immer besonders gewandt mächtig. In Wort und Schrift. Und nun?

Wenn ich ehrlich war, wusste ich es schon länger, dass wieder einmal etwas nicht stimmt... Ich hatte mich kritisch beobachtet und schon festgestellt, dass mir ab und an ein Wort partout nicht einfällt.

Und ich habe auch festgestellt, dass ein gut gemeintes: „Ach, das passiert doch jedem Mal!", mir nicht gut tat. Dies ließ mich dann auch aufhorchen.

Mittlerweile, einige Jahre später, merke ich diese Störung noch deutlicher. Sie ist da und ich brauche sie auch nicht schön zu reden. Und, da ich ja mittlerweile auch viel schreibe, spüre ich diese Störung erst recht.

Beim Schreiben helfe ich mir mit drei großen XXX als Platzhalter aus. Sie stehen dort erst einmal unauffällig. Dezent drei X, die aber ausdrücken, dass mir wieder einmal ein Wort nicht einfiel. Beim Schreiben ist es nicht so schlimm, weil mir irgendwann das Wort einfällt, und sei es mitten in der Nacht. Zum Notieren habe ich immer etwas dabei und somit kann ich mir gut behelfen.

Beim Reden ist es etwas anderes. Ich bin nicht allein, stehe in einer Kommunikation und kann mich gegebenenfalls nicht richtig ausdrücken. Das bringt Emotionen hoch. Mit viel Glück kann ich diese Wortfindungsstörungen überbrücken, unauffällig mit „Dings" ersetzen und mich über mich selbst lustig machen. Dies ist aber die einfache Variante, die wirklich jedem Mal passieren kann. Man kann solche Situationen kaschieren und man lernt auch, schwierige Situationen zu umschiffen oder zu entkräften.

Schlimmer ist es, wenn mir mitten im Satz entfällt, was ich sagen wollte. Nicht einfach so.... Und nicht, wie es jedem Mal passiert, sondern mit Wucht und mit einem **absoluten Black Out.**

Unschön, traurig und sehr deprimierend. Ich brauche dann Hilfe des Gegenübers, ein ernst genommen werden ohne Belustigung, Abtun oder Lachen....

Wieder einmal eine Gratwanderung der besonderen Art. Eine Gratwanderung im Umgang mit Menschen, im Umgang mit mir selbst, im Umgang mit meiner MS und im Umgang mit dem „Verlust der einwandfreien Sprache".

Dings, Dingsbums und „Du weißt schon, was ich meine..!", sind nun meine neuen Wörter und man stelle sich vor: diese sind wenigstens präsent. Nicht auszumalen, müsste ich auch danach noch suchen! ☺

Humor hilft; eine gewisse Leichtigkeit auch, aber die Trauer um einen weiteren Verlust und ein weiteres Symptom bleibt.

Deshalb schreibe und lese ich viel, umgebe mich mit Wörtern und lasse mich vor allem nicht entmutigen, mit Anderen zu kommunizieren. Auch das gehört zu mir, zu meiner MS und es macht keinen schlechteren Menschen aus mir. Aus niemandem.

Wertfreiheit ist leider ein seltenes Gut in unserer Gesellschaft geworden, aber es gibt sie noch und daran glaube und vertraue ich bis zuletzt. Also ab ins Getümmel der Wortvielfalt, der Kreativität und in die Welt der herrlichen Selbstironie. Denn wer schafft es schon, alleine durch Wort-Drehungen und Neu-Erfindungen von Wörtern seinen Gesprächspartner auf diese besondere Weise zu faszinieren? ☺

Wir MS'ler schaffen das!!! Hallo MS; Hallo Sprache und Humor! ☺

*Rien ne va plus! Nichts geht mehr!

Wenn es Dir zu viel ist…
aufzustehen, um das Radio leiser zu drehen,
aufzustehen, um ein Glas Wasser zu holen.
Dich auf der Couch (oder im Bett) herumzudrehen,
oder nur im Entferntesten an ein Telefonat zu denken…
Zu reden….
Zu denken …
Zu laufen und dies Dir Schmerzen bereitet….
Wenn Du all das trotzdem versuchst,
es aber einfach nicht schaffst,
dann hast Du Fatigue, einen Infekt, oder bist so **voller Reizüberflutung**, dass einfach nichts mehr geht!
-    **zusätzlich zur MS!**

*MS-Grenzen

Es ist toll, wie mich meine Leser inspirieren! ☺

Neulich schrieb mir eine Leserin, dass sie es gut fände, dass ich teilweise an oder über meine Grenzen gehen würde: „Auch, wenn Du danach die Quittung bekommst... Aber so lange es so ist, hast Du die Macht und nicht die MS!"

Ist das nicht ein toller Satz?

Ich habe tagelang über diese Aussage philosophiert und bin irgendwie „eins" geworden mit diesem Satz!

Denn es stimmt: Auch wenn wir manchmal, sei es gewollt oder ungewollt, über unsere Grenzen gehen, selbst wenn wir die gefürchtete Quittung erhalten und darunter leiden müssen – eins haben wir damit aber bewiesen: Wir lassen die MS nicht dominieren. WIR bestimmen und nehmen eine Quittung in Kauf. Man könnte dies auch mit „selbstbestimmt" übersetzen. Vielleicht nicht immer vernünftig, aber es zeigt auf, dass wir in solchen Momenten nicht bereit sind uns zu beugen. Wir fordern zwar vielleicht die MS heraus mit all ihren ungeheuerlichen Symptomen, aber wir bieten ihr die Stirn! Wir trotzen ihr!

Wir bestimmen in diesen Momenten wo es lang geht. Und wie oft ist es das auch wert!

Wer es gewohnt ist, genau zu planen, ein gutes erprobtes Energie-Management zu betreiben und sich und sein (MS)-Leben gut zu organisieren, der kann meistens einschätzen, wie weit man gehen kann. Wenn man es übertreibt, weil die Situation vielleicht gerade so schön ist und man sie auskosten möchte, ist das zwar ein anderes Handeln, als es ein Gesunder kennt, der keine Quittung erwarten braucht, aber es ist ein unserem MS-Leben angepasster Prozess. Er zeugt von unermüdlicher Lebensfreude und Kraft, von Lebenswillen und Optimismus!

Also scheuen wir uns nicht, ab und an mal die Grenzen zu überschreiten und sehen selbst die nachfolgende „Quittung" als gegeben an und seien wir dann stolz auf unseren MUT und Lebenswillen! ☺ Hallo MS; Hallo Tanz durch Grenzen hindurch und Hallo Lebensfreude!

*Gefühls-Looping / Gedankenkarussell

Ein **Gedanke** ist das DENKEN an etwas; oder etwas, das gerade gedacht worden ist. Sowie eine Meinung, eine Ansicht oder ein Einfall.

Der Gedanke ist ein Ergebnis, ein Produkt des Denkprozesses in Form eines Urteils oder eines Begriffs.

Gedanken sind gut, denn sie unterstützen uns im Alltag, man macht sich über sich selbst Gedanken und über sein Umfeld, über seine Lebenssituation und Vieles mehr!

Im Fall von MS-Betroffenen und vieler chronisch Kranker drehen sich allerdings viele Gedanken allzu oft um die entsprechende Krankheit und schnell ist man in dem sogenannten Gedankenkarussell.

„Wiederholungszwang ist ein von Sigmund Freud definierter Begriff zur Begründung des sonst schwer erklärbaren menschlichen Impulses, unangenehme oder sogar schmerzhafte Gedanken, Handlungen, Träume, Spiele, Szenen oder Situationen zu wiederholen." (https://de.wikipedia.org/wiki/Wiederholungszwang_(Psychoanalyse))

Allerdings ist es vom normalen Gedankenkarussell bis hin zum zwanghaften Wiederholen noch ein ganzer Weg, der allerdings im Bruchteil von Sekunden zu einem Eklat werden kann, wenn man zum Beispiel mit einer neuen Diagnose, einer schlechten Nachricht, (oder wie bei MS auch mit neuen Symptomen oder einem Schub) konfrontiert wird.

Dann besteht für den Betroffenen ein innerer Drang, bestimmte Dinge zu denken und/oder zu tun. Der Betroffene wehrt sich gegen das Auftreten der Zwänge; er erlebt sie als übertrieben und sinnlos, kann ihnen jedoch willentlich meistens nichts entgegensetzen. Dies löst dann wiederum unzählige Emotionen aus, wie beispielsweise Wut über sich selbst und auf die Krankheit.

Meistens grübelt man dann einfach zu lange über bestimmte Themen, wie zum Beispiel: „Ob mir dies oder jenes Medikament bei MS hilft?, oder: „Ob ich wohl in 2 Jahren im Rollstuhl sitze?"; „Ob ich noch weiterhin so viel aufgeben muss?".

Es gibt noch viele unterschiedliche Fälle von Grübelzwängen, aber hier geht es eher um diese Gedanken, die man sich macht, wenn man schwer erkrankt ist.

Angst steht beim Grübeln absolut im Vordergrund. Denn man denkt über positive Sachen eher nicht grüblerisch nach, sondern offen und locker mit zwar wiederkehrenden, aber nicht belastenden Gedanken. Bei Ängsten, Zweifeln und Sorgen sieht das anders aus, da es hier auch meist um das Suchen nach einer Lösungsstrategie geht.

Wenn man Gedankengänge nicht ausreichend abschließen kann, so dass sie sich ständig wieder aufdrängen und wiederholt werden müssen, ohne zu einem realen Ergebnis zu gelangen, wird es schwierig, aus der Grübelfalle herauszukommen. Deshalb leiden Betroffene auch oft an quälendem Zweifel. Depressionen und Panikstörungen sind nicht selten die Folge.

Oft treten Zwangsgedanken unabhängig von der klassischen Zwangsstörung auch als Symptome im Rahmen anderer neurologischer und psychiatrischer Erkrankungen auf. Und hier knüpfen wir also bei unserer MS schnell an. Denn je mehr sich das Gedankenkarussell dreht, umso stärker und depressiver werden auch die unerwünschten Gedanken.

Im Endeffekt geht es immer darum, Gefühle wie Angst vor Verwundbarkeit oder Unsicherheit zu überwinden. Man setzt sie also unbewusst dazu ein, um den eigenen Abwehrmechanismus in Gang zu bringen, was wiederum ein Karussell für sich darstellt. Gerne würde man auch Kontrolle über seine Situation behalten, was bei uns MS`lern eine schwierige Sache ist. Die MS hat uns gelehrt, dass wir wenig unter Kontrolle halten können, was diesen Punkt angeht. Wir können lernen, damit umzugehen, aber im Endeffekt macht die MS was sie möchte.

Jeder entwickelt seine eigene Theorie, wie er mit der Krankheit an sich umgeht. Die einen schwören auf Medikamente und dämmen somit auch ihre Angst ein, die anderen verurteilen Medikamente und müssen sich dann aber vielleicht vor Außenstehenden noch rechtfertigen. Wichtig ist, dass man seinen WEG findet. Wenn man es alleine nicht schafft, sollte man sich nicht scheuen, einen Therapeuten aufzusuchen, der dabei hilft, sich und seine Gedanken zu sortieren.

Auch sollte dies niemals mit Scham verbunden sein, denn so, wie wir auch Medikamente einnehmen, so wie ein Diabetiker Insulin spritzen muss, nehmen wir die psychologische Hilfe in Anspruch.

Wie kann man also erst einmal versuchen, der Grübelfalle zu entkommen?

Das, was man von Therapeuten immer wieder geraten bekommt, ist das sogenannte „Stopp-Wort" zu benutzen. Sobald die Gedanken, die uns belasten, aufkommen, sollte man sein Stopp-Wort laut sagen. Ob es nun „Stopp", „Halt" oder „Nein" ist, spielt erst einmal keine Rolle. Eine rote Karte, die man sich innerlich vorhält, funktioniert genauso.

Das hört sich aber einfacher an als es ist. Mit etwas Übung aber kann es gelingen, sich selbst auszubremsen und aus dem Karussell der Gedanken hinauszufinden.

Ein Tipp, den mir meine Therapeutin einmal gegeben hat, ist, sich zu überlegen, was als „Schlimmstes" passieren könne. Irgendwie, wenn ich mir dann bildlich das „Schlimmste" ausgemalt hatte, hat es mir auch den Schrecken genommen. Das klappt allerdings bei Alltagsproblemen deutlich besser, als bei MS, denn da möchte man ja eigentlich gar nicht an das Schlimmste denken. Aber ich kenne so viele MS`ler, die meiner Meinung nach schon das „Schlimmste" erlebt haben und wenn man mit ihnen spricht, dann sprudelt doch oft noch ein Lebenswille und eine Freude herüber, die sehr anrührend und lebensbejahend ist.

Wenn man also mal seine Gedanken zu Ende denkt, in Ruhe und ohne Panik, dann hilft das oft schon, weil einem dann auch gleichzeitig Lösungsmöglichkeiten einfallen. Diese kann man sich auch schön aufschreiben und sie ich in schlechten Tagen immer mal durchlesen.

Das ist sowieso etwas, was ich für wichtig halte: seine schönen Erlebnisse kann man sich notieren und sie wie ein Geschenk dann zu Gemüte führen, wenn man gerade tief unten ist und es scheint, als ob man nicht mehr von alleine hoch käme.

Ebenso sollte man seinen Gedankenkreis unterbrechen, wenn er länger als 20 Minuten anhält. Ob dies tagsüber oder nachts ist. Ein Buch, gute Musik oder ein Sudoku machen – das sind dann nur einige Beispiele für gelungene Ablenkung.

Ganz wichtig ist der Austausch mit anderen über seine Sorgen. Es gibt außer den klassischen Selbsthilfegruppen und Foren auch immer die Möglichkeit, sich einigen seiner Freunde anzuvertrauen. Manchmal staunt man, wenn man es wagt, wie offen das Gegenüber reagiert.

Aber auch hier muss man zum Punkt kommen, sonst überfordert man das Beisammensein.

Es gibt noch weitere Tipps, wie Sport treiben, Meditieren und ein Hobby auszuüben und Vieles mehr!

Denn gerade bei MS und dem oft knappen Energiehaushalt ist es sehr schade, wenn die Haupt-Energie im Gedankenkarussell stecken bleibt, gefangen in ihrer Not und nicht die Luft zum Atmen und LEBEN lässt.

Wichtig ist es außerdem, sich wirklich möglichst nicht über Dinge aufzuregen, die einfach nicht zu ändern sind. Auch das ist nicht einfach und man muss lernen umzudenken. Aber um nicht wirklich in eine Zwangsstörung zu rutschen, ist es vielleicht ein guter Anfangs-Versuch.

Viel Kraft und Energie bleiben für Dinge auf der Strecke, die nicht in unserer Macht stehen. Lernen Sie zu akzeptieren, was Sie nicht ändern können.

Ich versuche vor allem immer dann, wenn mich Gedanken nicht loslassen, an all das Schöne in meinem Leben zu denken. Die Geborgenheit, die ich erfahren darf, an meine Familie, die Kinder … an meine lieben Freunde, an tolle Urlaube und Ereignisse, auf die ich mich noch freue.

Gebt niemals auf – es ist immer irgendetwas da, was es wert ist, gelebt zu werden. Manchmal müssen wir wirklich etwas an uns arbeiten, liebevoll und achtsam. Das kennen wir ja aber schon durch unsere MS und sind Meister darin. Das schaffen wir auch mit unseren Gedanken. Zu lange Karussell zu fahren macht schwindelig. ☺

In diesem Sinne: passt auf Euch auf und genießt all das, was es zu genießen gibt!

*Reizüberflutung

Das sagt sich immer so leicht und ich benutze es oft, ist mir aufgefallen: „Ich hab `ne totale Reizüberflutung!"

Ein einfacher Satz, aber das was dahinter steckt, ist heftig.

Wenn ich diesen Satz sage, meine ich 2 Dinge:

Einmal die Reizüberflutung, die „Jeder" haben kann: wirklich einfach zu viele Reize (welcher Art auch immer) auf einmal, zu schnell hintereinander und zu häufig. Und dabei habe ich das Gefühl, dass ich sie nicht alle „abarbeiten", verarbeiten oder gar aufnehmen kann. Sie sind da, sie sind auch aufdringlich und mein armes Gehirn ist überfordert.

Fazit: mir wird „alles" zu viel, ich brauche Ruhe oder eine gute Ablenkung, die natürlich OHNE nervende Reize sein soll!

Das Zweite ist meine MS, speziell die Fatigue, gepaart mit der Reizüberflutung. Das Gefühl gestaltet sich erst einmal wie oben beschrieben, aber dann kommt die MS ins Spiel und es kommen immer (!) Sehstörungen und eine taube Gesichtshälfte dazu, oft auch andere bekannte MS-Symptome.

Ich vermute, dass wir MS`ler, da ja das Nervensystem sowieso verrücktspielt, noch sensibler auf solche Reize regieren.

Fakt ist, dass Reizüberflutung Stress auslöst und die MS ist ja nun alles andere als stresskompatibel!

Meine Form der MS, das wird mir immer deutlicher und klarer, hat wohl einen sehr niedrigen Stress-Level. Ich merke das immer wieder und merke auch, dass es mir nicht gefällt. Ich entschuldige mich auch oft in letzter Zeit damit, dass ich eine solche Reizüberflutung habe und einfach nur noch „fertig" bin. Das ist mir dann selbst irgendwann aufgefallen und somit wollte ich einmal recherchieren und lande gleich einen Volltreffer.

Ich muss mich also nicht wundern, wenn zu viele Reize über mich hereinbrechen, dass mein Nervensystem anfängt zu mucken.

Die Reize gehen mir dann tatsächlich auf die Nerven.

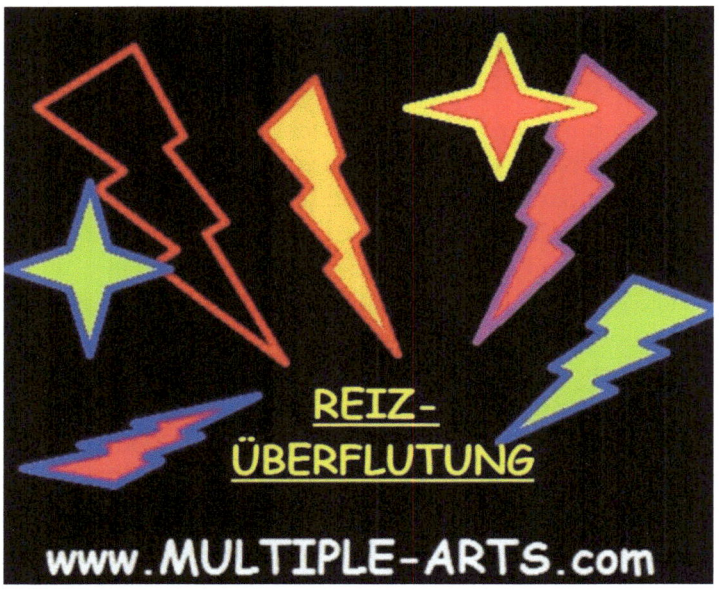

Schon lange ist mir bewusst, dass mich große Menschenmengen überfordern, wenn ich keinen körperlichen Halt habe (z.B. in „Form" des Armes meines Mannes).

Lärm, vor allem unrhythmischer Lärm, wie Kindergeschrei, machen mich manchmal so verrückt, dass ich wirklich eine kleine Auszeit brauche. Lärm in Form von Live-Musik macht mir dagegen gar nichts aus. (Da kommt die Geräuschs-Quelle auch nur aus einer Richtung!)

Unangenehme Gerüche verursachen mir nicht nur Übelkeit, sie können ebenfalls sämtliche MS-Symptome hervorholen.

Grelles Licht, Neonlampen, flackerndes Licht: eine Katastrophe. Und dies in Zusammenhang mit schnellen und schnell wechselnden Bewegungen, ist ganz fürchterlich und Sehstörungen sind vorprogrammiert. Ich merke aber auch, dass mich die vielen Posts und Kontakte in Facebook mit zu vielen Reizen überfluten. Sicher kommt hinzu, dass ich auf Grund der MS sowieso (bedingt durch meine Sehnerventzündung) manchmal Probleme habe, koordiniert zu lesen.

Mich ärgert das, denn ich bin gerne in FB, gerne in den Gruppen, aber es geht nicht mehr.

Es ist zu viel.

Wenn Reizüberflutung eine Überlastung von und mit Reizen ist, besonders in Kommunikationsprozessen, dann wundert es mich nicht, dass eine abnehmende Wahrnehmung stattfindet. Und das finde ich für mich schlimm, denn bis jetzt war ich immer diejenige, die nicht genug Informationen aus allen möglichen Quellen erhalten konnte. Nun überfordert es mein noch zusätzlich durch MS geprägtes Hirn also auf „ganzer Linie"!

Ich habe schon viel ausprobiert, um Abhilfe zu schaffen. Ich habe mir Zeit-Limits gesetzt, mehr Pausen verordnet, mich zwischendrin bewegt und Vieles mehr! Und das Ergebnis: es hilft mir leider nur, den PC/Laptop samt Klingeltönen auszuschalten damit sie mich nicht daran erinnern, dass gerade etwas los ist in der FB-Welt. Nur so kann ich mich auf mich selbst besinnen. Aufs Zeichnen und Malen, aufs Lesen, Schreiben und auf Spaziergänge mit meinem Hund.

Manchmal habe ich das Gefühl, etwas zu verpassen und nicht mehr hinterher zu kommen mit den Kontakten, dem Liken und den Kommentaren. Aber wenn ich ehrlich zu mir selbst bin (und das haben viele MS`ler und chronisch Kranke mit der Zeit gelernt), dann weiß ich, dass wirklich nur AUSSCHALTEN und Rückzug hilft. Mein Hirn kann sich beruhigen, meine Nerven auch und ich tue dem Körper und Geist sogar noch etwas Gutes, in dem ich mich mehr auf *mich* und mein Inneres besinne.

Also kann es passieren, dass man mich nun nicht mehr ganz so häufig auf Facebook antrifft. ☺

Diese Einsicht ist nicht einfach gewesen, das gebe ich zu und auch ein holpriger Weg. Aber nun, da ich sie gewonnen, begriffen und wahrgenommen habe, weiß ich, dass es ist noch wichtiger für mich ist, mich in Ruhe und Frieden ab und zu zurückzuziehen: Es ist einfach NOTWENDIG, neue Kräfte, Energien und Ideen zu sammeln und dann ab und zu Mal einen kleinen Vorstoß wagen. Hallo MS; Hallo Veränderungen; Hallo LEBEN!

KAPITEL 3

INTERVIEWS

Auch dieses Buch möchte ich wieder durch Interviews Betroffener bereichern, da mir viele Leser mitteilten, dass es ihnen gut tue, wenn sie auch von anderen Betroffenen ähnliche Probleme lesen. Wenn man weiß, dass es anderen genauso geht, fühlt man sich nicht mehr ganz so alleine und vor allem weiß man, dass es Menschen gibt, die einen verstehen.

Mir haben einige der Interviewten gesagt, dass es ihnen schwer fiel, die Fragen zu beantworten, da sie sich somit nochmal mehr mit dieser Symptomatik auseinander setzen „mussten", sie aber trotzdem dankbar seien, weil sie sie nun einordnen und sich ihnen besser stellen können.

Birgit schrieb dazu: „Das Ergebnis hat mir Angst gemacht, macht mir Angst. So Vieles verdrängt man im Alltag, verdränge ich im Alltag.

Ich habe für mich festgestellt, dass das Nachlassen, das Verschwinden der kognitiven Fähigkeiten, mir mehr Angst macht, als einige körperliche Einschränkungen!".

Ich danke Euch deshalb ganz besonders für Eure Mithilfe für dieses Buch, denn das ist nicht selbstverständlich.

Aber genau dadurch wird das Buch authentisch und Ihr habt es dazu gemacht! DANKE!

Mir ging es beim Recherchieren für dieses Buch ähnlich – das genaue Hinschauen und Nachspüren kann schmerzen, da man eventuell Symptome nun als das wahrnimmt, was sie sind: kognitive Leistungsstörungen! Beim Lesen der Interviews habe ich mich total wiedergefunden und denke, dass es Ihnen ebenso gehen wird.

Interview Anja K.

1) Was fällt Dir zuerst ein, wenn Du das Wort „Kognitive Leistungsstörungen" hörst?

Zuerst fällt mir die mentale Überforderung ein. Zu viele Reize von außen, die mich oft verzweifeln lassen und meine Konzentration zusätzlich noch einschränken. Dass ich nicht mehr die Geduld und Sicherheit bei meinen Tätigkeiten habe, weil mir ziemlich schnell alles zu viel wird.

2) Was macht Dir am meisten Angst diesbezüglich?

Angst macht mir das Gefühl schnell überfordert zu sein und dass ich aufgrund dessen auch schneller aggressiv oder patzig reagiere. Das möchte ich überhaupt nicht, aber ich kann es in solchen Momenten oft nicht steuern. Ich fühle mich dann wie unter einer Käseglocke und habe das Gefühl, dass mein Kopf gleich platzt und ich nichts mehr aufnehmen kann. Angst macht mir die Vorstellung, dass ich deshalb meinen geliebten Beruf irgendwann nicht mehr ausüben kann und man Vieles was ich mache besser noch mal kontrollieren muss, da man sich nicht mehr 100% auf mich verlassen kann.

3) Möchtest Du erzählen, ob und welche Einschränkungen Du hast?

Mein Multitasking funktioniert nicht mehr. Das ist zwar nicht unbedingt das Schlimmste, da es ohnehin nicht gesund ist, aber wenn man es immer gewöhnt war, ist es doch ein herber Verlust. Wenn zum Beispiel das Radio läuft und ich mich währenddessen unterhalten soll, ist das oft schon zu viel, da ich mich nur auf eine Sache richtig konzentrieren kann. Im Gespräch mit meinen Kindern muss ich dann oft eine Geräuschquelle ausschalten. Hören sie etwas lauter Musik und sprechen mit mir, höre ich nicht was sie sagen. Es kommt einfach nicht an, beziehungsweise wird nicht umgesetzt.

Das Klingeln des Telefons, Gespräche, Radio und Wünsche am Arbeitsplatz gleichzeitig wahrzunehmen und darauf zu reagieren, ist schon ein „Super-Gau" und funktioniert nur bedingt ohne dass ich aggressiv werde und ich nicht mehr weiß was ich gerade wollte.

4) Welche dieser Störungen belasten DICH am Meisten?

Diese Geräuschempfindlichkeit belastet mich am Meisten. Dass mein Kopf ziemlich schnell ziemlich voll ist und ich dann auch oft Dinge vergesse, die ich eigentlich erledigen wollte. Selbst nach einer Ruhepause sind dann verschiedene Sachen einfach aus meinem Kopf verschwunden und tauchen mit viel Glück irgendwann wieder auf. So nach dem Motto: „Ach ja, da war ja noch was!". Auch, dass mein Namensgedächtnis einfach irgendwie nicht mehr vollständig vorhanden ist. Ich freue mich selbst, wenn mir mal ein Name einfällt, aber genauso gut kann er mir beim nächsten Mal wieder völlig entfallen sein.

5) Wie gehst Du damit um?

Mittlerweile stehe ich dazu und sage wenn es mir zu viel wird, ich Namen vergessen habe und wenn ich eine Geräuschquelle (Radio, TV) eliminieren muss. Es ärgert mich noch etwas, aber ich nehme es inzwischen leichter an. Wenn mir nicht die richtigen Worte einfallen wird aus einem „normalerweise" kurzen Satz eben ein kleiner Roman, in dem ich versuche, meinen Wunsch zu umschreiben.☺ Ich versuche mir keine größeren Gedanken darüber zu machen, denn das macht alles nur noch verzwickter.

6) Wie geht Dein Umfeld (Partner, Freunde, Kollegen) damit um?

Ich habe das Glück, sehr sehr liebe Kolleginnen und Chefs zu haben, die nicht großartig darauf eingehen und mich einfach so nehmen wie ich bin. Manchmal entschuldige ich mich für mein Verhalten, zum Beispiel wenn ich patzige Antworten gegeben habe und das ist dann eigentlich immer ok. Wobei ich meine MS und meine Probleme diesbezüglich nur ungern als Entschuldigung nehme, aber manchmal ist dies eben (auch für mich) die einzige Erklärung. Meine Freunde und Familie kennen es inzwischen und bei ihnen ist es kein Thema mehr.

7) Tust Du aktiv etwas gegen diese Probleme? (Übungen, Therapie?)

Ich lese viel, mache Konzentrationsübungen oder kleine Spiele, die Spaß machen, die Motorik und mein Denken anregen. 100% -iges Zitronenöl zu riechen macht mir auch meinen Kopf etwas freier und lässt mich manchmal etwas klarer denken. Außerdem lege ich öfters einfach mal längere Ruhephasen ein und genieße das Nichtstun und nichts denken und nicht reden zu müssen.

8) Was würdest Du anderen Betroffenen raten?

Sprecht mit den Menschen in Eurem Umfeld und erklärt ihnen Euer Problem. Verschweigt nicht viel, sondern spielt mit offenen Karten. Nur so können die anderen verstehen und reagieren ohne zu werten. Macht Euch nicht zu viele Gedanken, denn das schränkt das eigene Selbstbewusstsein und das Vertrauen in sich selbst nur weiter ein und führt zu nichts. Nicht an sich selbst verzweifeln, sondern mit offenen Augen durch die Welt gehen und die Dinge so nehmen wie sie eben kommen.

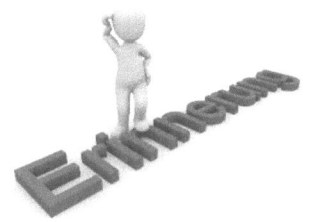

Interview Monika M.

1)Was fällt Dir zuerst ein, wenn Du das Wort „Kognitive Leistungsstörungen" hörst?

Dass es die schwarzen Löcher auf jeden Fall gibt. Insbesondere dann, wenn ich im Laufe des Gesprächs den Faden verliere. Dann tun sich im Gehirn riesige schwarze Löcher auf.

2) Was macht Dir am meisten Angst diesbezüglich?

Angst macht mir diesbezüglich nichts. Ich habe gelernt, dass ich mit dieser Krankheit leben muss und versuche immer das Beste rauszuholen. Zum Glück stehen mein Mann, meine Familie und Freunde hinter mir. Sie gehen den Weg gemeinsam mit mir.

3) Möchtest Du erzählen, ob und welche Einschränkungen Du hast?

Anfangs hatte ich nur Wortfindungsstörungen. Das konnte ich leicht überspielen, da mein Mann und ich drei gemeinsame Sprachen sprechen. Ich nutzte dann eben das gleiche Wort aus einer anderen Sprache.
Später kamen weitere Einschränkungen dazu. Mitten im Gespräch habe ich den Faden verloren. Dann habe ich versucht das Erzählte zu rekonstruieren - so kam ich zum Thema zurück.
Ich habe inzwischen auch Konzentrationsstörungen. Ich kann keine langen Gespräche führen, da ich schnell überfordert bin. Es trifft besonders dann zu, wenn viele Menschen anwesend sind und mehrere Themen parallel laufen. Die vielen Reize, die ich leider nicht ausfiltern kann, setzen mich total lahm. Sowohl geistig als auch körperlich. Da brauche ich hinterher absolute Ruhe und Stille. Ich ziehe mich dann zurück, aber schlafen kann ich nicht. Das Erlebte kreist noch lange unkontrolliert in meinem Kopf bevor ich etwas runterkommen kann. Durchschlafen kann ich auch nicht, da ich immer wieder aufwache und

in Gedanken dann bei den Gesprächen bin. Reizüberflutung ist daher in dieser Hinsicht auch ein wichtiges Thema.

4) Welche dieser Störungen belasten DICH am Meisten?

Mich belastet die Konzentrationsstörung am meisten. Ich war ein sehr geselliger Mensch, viel mit Freunden unterwegs, habe große Partys gefeiert. Das kann ich leider nicht mehr so genießen.

Reizüberflutung ist auch eine richtige Belastung. Ich merke oft, dass während die Anderen sich erst warmlaufen, ich schon in Standby-Modus bin. Das stört mich dann wirklich.

5) Wie gehst Du damit um?

Ich versuche es mit gutem Energiemanagement. Ich ruhe mich vorher geistig gut aus. Das bedeutet: ich lese kein Buch, höre keine Musik und führe keine Telefonate. Also ich mache nichts, was Konzentration erfordert. Dann bleibt mir mehr Kraft einen etwas lauteren Abend auch zu genießen.

6) Wie geht Dein Umfeld (Partner, Freunde, Kollegen) damit um?

Mein Mann ist auch in dieser Hinsicht sehr verständnisvoll. Er kennt mich gut und sieht sofort, wenn ich etwas überfordert bin. Er findet immer eine schnelle Lösung.

Meine Freunde gehen damit auch sehr entspannt und verständnisvoll um. Wenn ich sage, dass ich Ruhe brauche, kann ich mich sowohl zu Hause, als auch bei ihnen zurückziehen. Es werden keine Fragen gestellt, für sie ist es selbstverständlich geworden.

7) Tust Du aktiv etwas gegen diese Probleme? (Übungen, Therapie?)

Ich lese ziemlich viel, meistens auf Deutsch und in meiner Muttersprache. Ich bin dabei Türkisch zu lernen, was mir sehr viel Spaß bereitet. Ich schaue jeden Tag eine Folge einer türkischen Serie, da lerne ich neue Wörter und neue Redewendungen. So versuche ich mich geistig fit zu halten. Dies ist meine Art der Therapie.

8) Was würdest Du anderen Betroffenen raten?

Ich finde es sehr schwer anderen Betroffenen einen Rat zu geben. MS hat 1000 Gesichter (Fratzen). Jede/r ist anders betroffen.

Was mir am meisten hilft: wenn ich mit mir und der Welt im Einklang bin. Ich versuche mir jeden Tag etwas Besonders zu gönnen. Es sind nur Kleinigkeiten. Zum Beispiel eine Pudding-Brezel zum Frühstück, einen Tee zu trinken, Musik zu hören, mit einer guten Freundin auszugehen oder einfach nichts zu machen. Im Hier und Jetzt zu leben. Jetzt, weil das Leben JETZT läuft und nicht morgen oder irgendwann später. Genieße den Augenblick! DU entscheidest!

Interview Georg Spierling

1) Was fällt Dir zuerst ein, wenn Du das Wort „Kognitive Leistungsstörungen" hörst?

Da kommen mir sofort die Schlagworte „Vergesslichkeit" und „nachlassende Konzentrationsfähigkeit" und „eingeschränkte oder fehlende Möglichkeit, Entscheidungen zu treffen".

2) Was macht Dir am meisten Angst diesbezüglich?

Die größte Angst macht mir da die Ungewissheit, wie es weitergeht. Gibt es einen Stillstand, oder muss ich damit rechnen, dass weitere Einschränkungen auftreten, dass mein alltägliches Leben noch stärker eingeschränkt wird. Ich bin jetzt schon nicht mehr der Mensch, der ich einmal war.

3) Möchtest Du erzählen, ob und welche Einschränkungen Du hast?

Das Kurzzeitgedächtnis ist sehr schlecht und konzentrieren kann ich mich auch nur sehr schlecht. Entscheidungen zu treffen, dauert wesentlich länger als früher und führt teilweise auch zu kuriosen Ergebnissen.

4) Welche dieser Störungen belasten DICH am Meisten?

Das sehr schlechte Kurzzeitgedächtnis stört bei der täglichen Arbeit schon enorm. (Oft reicht es, nur einen Schluck Tee zu trinken oder einen Blick aus dem Fenster zu werfen und schon sind z.B. Arbeiten, die ich erledigen wollte „erfolgreich verdrängt").

Ein Beispiel, an das ich immer wieder mal erinnere: Wir wollten zum Essen in ein ca. 1,5 km entferntes Lokal fahren. Nach etwa der halben Strecke musste ich anhalten und verzweifelt überlegen: „Wo willst Du überhaupt hin?" - Als es mir dann wieder eingefallen war, kamen die nächsten Fragen: „Wo ist das überhaupt und wohin muss ich fahren?" - Da sich das Ganze in unserem Dörfchen ereignet hat, wo ich mich eigentlich auskenne, gibt das zu denken, ja macht sogar Angst.

Dadurch, dass ich mich nur noch kurze Zeit konzentrieren kann, fallen auch etliche Arbeiten, die ich früher erledigen durfte und konnte weg. Ich kann z.B. kaum noch einer Teamsitzung folgen, schalte einfach zwischendurch ab. Auch das Bearbeiten komplexer und komplizierter Kalkulationen, die ich zum Teil selbst mal erstellt habe, schaffe ich nicht mehr.

In Texte, die ich im Büro erstelle, baue ich sehr, sehr viele Fehler ein, brauche lange Zeit zum mehrfachen Korrigieren und auch danach sind oft noch Fehler drin. Früher habe ich für Kollegen/Kolleginnen deren Texte korrigieren dürfen, heute brauche ich selbst deren Hilfestellungen.

5) Wie gehst Du damit um?

Ich versuche mich und meine Situation nicht zu ernst zu nehmen, sonst wäre ich oft nur noch traurig. Bei der Arbeit lege ich oft Pausen ein. Im alltäglichen Leben nutze ich Hilfsmittel, die mir das Leben erleichtern: so nutze ich intensiv Notizzettel, notiere mir auch viele Kleinigkeiten. Ebenso nutze ich als „Gedächtnis" meine Kamera und ein Diktiergerät - sieht sicher manchmal „doof" aus, hilft aber (etwas).

6) Wie geht Dein Umfeld (Partner, Freunde, Kollegen) damit um?

In der Familie stoße ich leider auf Unverständnis, Gleichgültigkeit.
Der Freundeskreis hat sich im Laufe der Zeit verkleinert und die Freunde, die noch da sind, zeigen Interesse, Verständnis und Mitgefühl. Sie helfen wo es geht.
Mit Kollegen und Kolleginnen habe ich das „große Los" gezogen. Die meisten zeigen viel Verständnis und sind auch bereit, Fehlleistungen zu tolerieren. Wo nötig, wird auch Hilfe angeboten. Vielleicht liegt das auch daran, dass ich die meisten Kollegen und Kolleginnen seit über 10 Jahren kenne und wir andere Zeiten hatten, wo ich auch helfen konnte. Ein weiterer Grund dafür, dass die Kollegen und Kolleginnen so gut damit umgehen können, ist wahrscheinlich, dass wir sehr viel Umgang mit behinderten Menschen haben.

7) Tust Du aktiv etwas gegen diese Probleme? (Übungen, Therapie?)

In den ersten Jahren habe ich täglich kognitive Trainings am PC oder in gedruckter Form gemacht. Zum Teil haben diese Übungen sogar Spaß gemacht. Nach und nach ist das aber eingeschlafen und zurzeit mache ich keine Trainings oder Therapien. Ich versuche durch meine Arbeit und zusätzliche „Spielereien" am PC „fit" zu bleiben.

9) Was würdest Du anderen Betroffenen raten?

Es ist sicher wichtig, die Situation, die Umstände zu akzeptieren und nicht noch zusätzlich mit dem eigenen Schicksal zu hadern, aber ein „Patentrezept" für andere Betroffene habe ich leider nicht, da ich selbst ja mit den veränderten Lebensumständen nur sehr unzureichend klar komme.

Interview Birgit Growe (57 J.)

1) Was fällt Dir zuerst ein, wenn Du das Wort „Kognitive Leistungsstörungen" hörst?

Es sind Leistungsstörungen des Kopfes.
Gedächtnis, Vergessen, Merken, Zusammenhänge sehen.
Das Alles auch noch in der Öffentlichkeit ist manchmal (öfter) peinlich.
Das Gefühl, nicht DENKEN zu können, ist für mich oft schlimmer, als die körperlichen Einschränkungen!
Geistig fit zu sein ist für mich ganz wichtig! Es macht einen großen Teil der ohnehin schon eingeschränkten Lebensqualität aus.

2) Was macht Dir am meisten Angst diesbezüglich?

Dass ich mich nicht mehr erinnern kann, Vieles vergesse, Gedanken nicht in Worte fassen kann, Alltäglichkeiten nicht mehr weiß, liebgewordene Erinnerungen vergesse, Fähigkeiten und Fertigkeiten nicht mehr abrufen kann.

Ich vergesse Namen - stehe vor einem Bekannten und mir fällt der Name nicht ein – PEINLICH – besonders bei guten Bekannten – oder mir fehlt ein Wort, ein Begriff – ich sehe das Wort, den Namen vor meinem inneren Auge – wie aufgeschrieben, kann ihn aber nicht lesen. Aber je mehr ich überlege, umso weniger fällt es mir ein. Oft erst dann, wenn es zu spät ist, Stunden später! Und dann ganz plötzlich, ohne Zusammenhang.

Dass ich in meinem Alltag nicht mehr zurechtkomme, weil ich Zusammenhänge nicht mehr erfassen kann, nicht mehr sehe.

3) Möchtest Du erzählen, ob und welche Einschränkungen Du hast?

Je mehr ich überlege, umso mehr Druck mache ich mir, umso weniger klappt es. Kann mich dann oft nicht mehr auf die eigentliche Unterhaltung, den eigentlichen Grund konzentrieren.

Beispiel 1: Bin auf einer Beerdigung, die Mutter meiner besten Freundin wurde beerdigt, und wie das dann so ist, habe ich viele alte Bekannte getroffen. Mehrfach kamen Menschen auf mich zu, freuten sich offensichtlich mich zu sehen, sprachen mich mit Vornamen an - und ich wusste nicht, wer sie waren. Und zu fragen war mir zu dumm.

Ich habe *früher* viel gelesen. Heute weiß ich oft nach 3 Sätzen nicht mehr, was ich gelesen habe. Kann mich nicht aufs Lesen, auf den Inhalt, konzentrieren.

Ich habe viel Musik gehört. GENOSSEN! Heute nicht mehr. Wenn Musik läuft, dann nur noch als Hintergrundmusik, als Beschallung. Ich kann mich nicht mehr auf die Musik konzentrieren, einlassen, sie so genießen wie ich eigentlich will.

Mir fehlt für ausgedehnte Gespräche, intensive Gespräche, die Ausdauer, die Konzentrationsfähigkeit.

Beispiel 2: Habe früher gerne und viel (stundenlang) telefoniert. Heute ist oft nach 10 Minuten Schluss.

Persönliche Gespräche strengen mich sehr an. Kann schnell dem Inhalt nicht mehr folgen.

Ich weiß erst seit meiner **M**adame **S**abotage, was Reizüberflutung bedeutet. Und das geht bei mir ganz schnell.

Beispiel 3: Besuch von meinem Sohn mit Frau und 2 Kleinkindern, und dazu `ne Freundin mit Mann und 4 Kindern -davon 2 Kleinkinder. Ergebnis: Obwohl ich mich sehr darauf gefreut habe und es auch genieße, bin schon nach 10 Minuten völlig überfordert.

Ich fahre „freiwillig" kein Auto mehr. Ich kann die vielen gleichzeitigen Eindrücke nicht mehr verarbeiten. Dementsprechend ist die Reaktionszeit einfach zu lang.

Ich war ein sehr geselliger Mensch, gehe jetzt fast jeder Geselligkeit aus dem Weg.

4) Welche dieser Störungen belasten DICH am Meisten?

Schnelle Reizüberflutung, geringe Konzentrationsfähigkeit, nicht mehr „lesen" können, nicht mehr ausgiebig Musik hören können, nicht mehr Auto fahren (Selbstständigkeit), selbst Telefonate sind manchmal zu viel, die ohnehin schon stark reduzierten sozialen Kontakte sind sehr beeinträchtigt.

5) Wie gehst Du damit um?

Ich versuche immer, es mit einem Spruch zu entschuldigen, zu relativieren: „Ich habe meine Läsionen eben im Kopf!".

Beispiel 5: Oft kommt der gute Rat: „Schreib Dir`s doch auf, bevor Du`s vergisst!" - HA HA HA - Dann vergesse ich, wo ich den Zettel hingelegt habe.

Die Spiele, die ich am PC mache, sind meistens Kombinationsspiele. Ich mache lieber solche Spiele, als die, die direkt auf meine Einschränkungen ausgelegt sind. (Ich mache mir selbst etwas vor).

Ich verpacke es als Spaß, wenn mir Alles zu viel wird.

Beispiel 6: Ich sage zu meinem Besuch - „Ich schmeiße Euch jetzt raus. Ihr nervt." - UND HINTERHER SITZE ICH DA UND HEULE!

6) Wie geht Dein Umfeld (Partner, Freunde, Kollegen) damit um?

Die Anzahl der Freunde hat sich stark dezimiert.

Ich ernte oft Unverständnis oder bekomme „gute" Ratschläge, wie: „Jeder hat Mal Erinnerungslücken, vergisst Mal was!"

Viele Freunde und Bekannte melden sich erst gar nicht mehr.

7) Tust Du aktiv etwas gegen diese Probleme? (Übungen, Therapie?)

Neuro-Training (bezahlt) / Kreuzworträtsel (einfach) / Spiele am PC / Kreuzworträtsel (Tageszeitung - wg. einfach)

Ich habe 2 Mal in der Woche Ergotherapie – 1x davon machen wir oft Gedächtnis- oder Konzentrationsspiele, -Training. / „Neurofeedback".

8) Was würdest Du anderen Betroffenen raten?

Training, Training, Training!

Übungen nach eigenem Gusto/Können/Wollen/Interesse!

Man DARF sich nicht verrückt machen, machen lassen! Das ist leichter gesagt als getan.

Man sollte immer offen mit den Einschränkungen umgehen und daran denken, dass es heute so und morgen so ist, sein kann.

Immer den Moment genießen, in dem es gut ist.

Und ehrlich sein.

Das ist KEIN Jammern!

Es ist schon recht schwer, sich die sonst so oft verdrängten Einschränkungen vor Augen zu führen, dazu zu stehen. Aber ich versuche ja eh offen damit umzugehen. Es tut auch gut. Mir wenigstens.

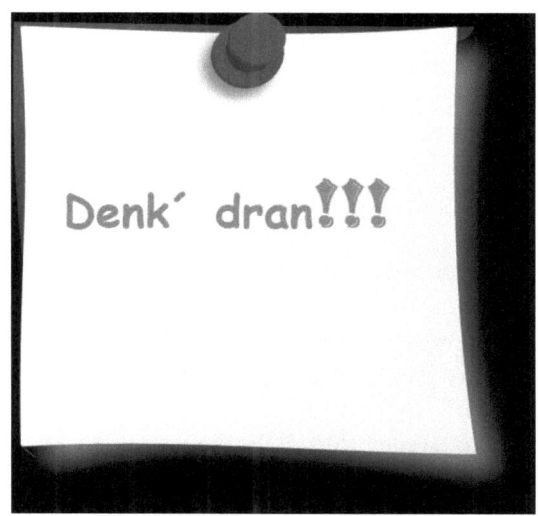

Interview Alex Hoffmann

1) Was fällt Dir zuerst ein, wenn Du das Wort „Kognitive Leistungsstörungen" hörst?

Angst! Mir macht es Angst. Körperlich habe ich wenig bis gar keine Beeinträchtigungen, kognitiv schon.

2) Was macht Dir am meisten Angst diesbezüglich?

Das es schlimmer werden könnte, dass man mir nicht glaubt, dass man mich als faul oder gar als Hypochonder bezeichnet.

3) Möchtest Du erzählen, ob und welche Einschränkungen Du hast?

Ich habe Fatigue, nicht andauernd. Meistens aus heiterem Himmel; Wortfindungsstörungen, die in Verbindung mit der Fatigue sehr stark ausgeprägt sind. Ich vergesse unheimlich viel. Manchmal weiß ich mitten im Satz nicht mehr, was ich eigentlich sagen wollte.

4) Welche dieser Störungen belasten DICH am Meisten?

Definitiv das Vergessen! Das ist jeden Tag ein Spießrutenlauf. Ich weiß in einer Minute ganz genau was ich tun wollte und habe es in der Nächsten vergessen.
Vor nicht allzu langer Zeit habe ich einfach vergessen, wie die Waschmaschine funktioniert, also wie man sie bedient. Diese Waschmaschine habe ich seit Jahren und gerade mit einem Kind läuft die ständig.
Ich hatte auch schon vergessen, wie der Backofen funktioniert und auch wo im Auto der Zigarettenanzünder ist. Ich wollte mein Navigationsgerät einstecken und wusste einfach nicht wo dieser Zigarettenanzünder ist. Mein Alter vergesse ich auch dann und wann und selbst das Datum, also der Geburtstag meines Kindes, ist mir schon entfallen.

5) Wie gehst Du damit um?

Das kommt ganz darauf an um was es sich handelt. Für alltägliche Dinge, schreibe ich mir Post-It, die oft im ganzen Haus verteilt sind - dort, wo ich sie eben brauche. Wenn ich akut, wie besagte Waschmaschine, etwas vergesse, dann nehme ich es für den Moment einfach hin.

Ich habe aufgehört, wie wild in meinem Kopf zu kramen, denn das bringt mir nicht viel und macht mich nur noch nervöser. Ich tue dann was anderes, was Entspannendes, weil ich dann weiß, dass es eben zu viel war. Malen, lesen oder meine Lieblingsmusik hören. Mich mit meinen Tieren beschäftigen oder vielleicht meine Lieblingsserie schauen. Früher oder später kommt die Erinnerung zurück und so lange kann die Wäsche auch mal warten.

6) Wie geht dein Umfeld (Partner, Freunde, Kollegen) damit um?

Ich habe das Gefühl, dass mein Mann immer besser damit umgeht. Er hat da sehr viel Feingefühl und kann selbst abschätzen, wie ausgeprägt das eben gerade ist. Ohne mich darauf hinzuweisen, geht er abends noch mal den Keller ab, ob das Bügeleisen aus ist. Er ist es auch, der, wenn wir weggehen, die Tür abschließt, im Vorbeigehen die Kaffeemaschine kontrolliert, bevor wir aufbrechen. Er versucht das immer ganz unauffällig zu machen aber ich bekomme das trotzdem mit – natürlich. Ich bin ihm ganz dankbar dafür, denn das nimmt mir auch ein bisschen die Sorge.

Mein Kind lächelt das Problem weg. Er ist dadurch viel selbstständiger geworden. Er weiß, dass ich nicht auch noch für ihn denken kann und erledigt seine Dinge, die er alleine machen kann auch selbstständig. Wenn er dringend etwas für die Schule braucht, schreibt er es auf und legt es mir an den Platz, wo ich mich am meisten aufhalte und erinnert mich auch noch mal daran.

Wenn ich sage, er lächelt es weg, meine ich damit die Wortfindungsstörungen. Innerhalb der Familie kann das auch mal ganz witzig sein und ich selber lache manchmal auch darüber.

7) Tust Du aktiv etwas gegen diese Probleme? (Übungen, Therapie?)

Ich versuche es. Nun, ich lese sehr viel, ich schreibe Rezensionen, ich spiele dann und wann Spiele, die das Gedächtnis anregen. Das ist eigentlich alles, was ich dagegen versuche zu tun.

8) Was würdest Du anderen Betroffenen raten?

Das ist schwierig. Durchatmen, in solchen Situationen, sich nicht unter Druck setzen, denn das bringt überhaupt nichts. Oft geht es vorbei. Vielleicht gerade dann, wenn ein Gedanke kommt, diesen aufschreiben um ihn nicht zu vergessen. Ansonsten kann ich nur raten mit Post-It zu arbeiten und vor allem zu akzeptieren, dass es eben gerade nun mal so ist. Man ist deswegen nicht „blöd im Kopf" und trotzdem eine vollwertige Person. Nicht den Mut verlieren und öfter das tun, was einem gut tut und zwar immer, wenn es möglich ist.

Ich danke Euch für Eure Offenheit und dass Ihr so einen wichtigen Teil zum Buch beigetragen habt! DANKE!

KAPITEL 4

HUMOR ist, wenn man trotzdem lacht

Ich bin der festen Überzeugung, dass es in unserem (MS)-Leben notwendig ist, über sich selbst lachen zu können. Diese Leichtigkeit, die Humor mit sich bringt, ist durch kaum etwas anderes zu ersetzen. Der Galgenhumor kann sich regelrecht ausweiten und ausbauen. ☺

Wenn ich wiederholt an Schränke stoße, oder mir zum hundertsten Mal nicht einfällt, wie der Nachbarsjunge heißt, bleiben mir 2 Möglichkeiten: Ich kann mich bemitleiden, oder ich lache über diese Sache. Natürlich ist immer ein weinendes Auge mit dabei, wenn man über seine eigenen Missgeschicke lacht, aber so bekommt man eher ein positives Lebensgefühl und vor allem signalisiert man nach außen, dass man bereit ist, über sich selbst zu lachen: Das verschafft allen Beteiligten eine ungemein große Lockerheit, die meiner Meinung nach äußerst wichtig ist im Umgang mit Beeinträchtigungen.

Wenn ich mich wiederholt neben meinen Stuhl setze, weil mein Gehirn mir einfach die falschen Signale gesendet hat, beziehungsweise die Nervenleitbahnen sie nicht anständig weiter gegeben haben, dann sage ich schon Mal: „Hach ja, grazil wie eine Elfe finde ich mein Plätzchen!" ☺ Es hilft – und nicht nur mir! ☺

Deshalb füge ich hier ein paar meiner Grafiken ein – Sie dürfen schmunzeln! ☺

Bunte und weitere Grafiken finden Sie auf meiner Facebook-Seite MULTIPLE ARTS! ☺

Manchmal habe ich fast den Eindruck, dass sich meine Entscheidungen ohne mich treffen!

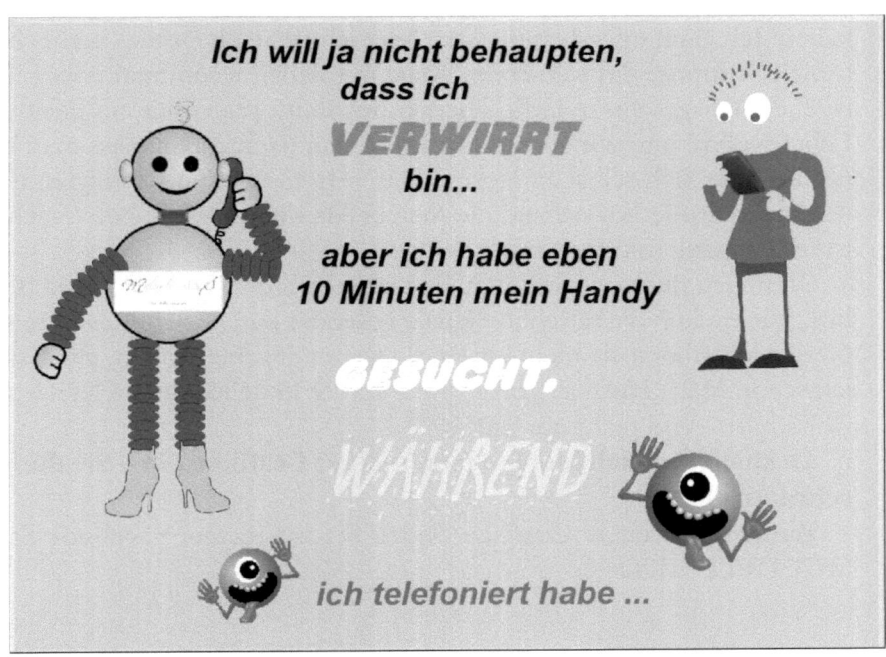

Ich will ja nicht behaupten, dass ich VERWIRRT bin...

aber ich habe eben 10 Minuten mein Handy GESUCHT, WÄHREND ich telefoniert habe ...

Ich kam,
        sah und...

hab vergessen,
was ich wollte ;-)

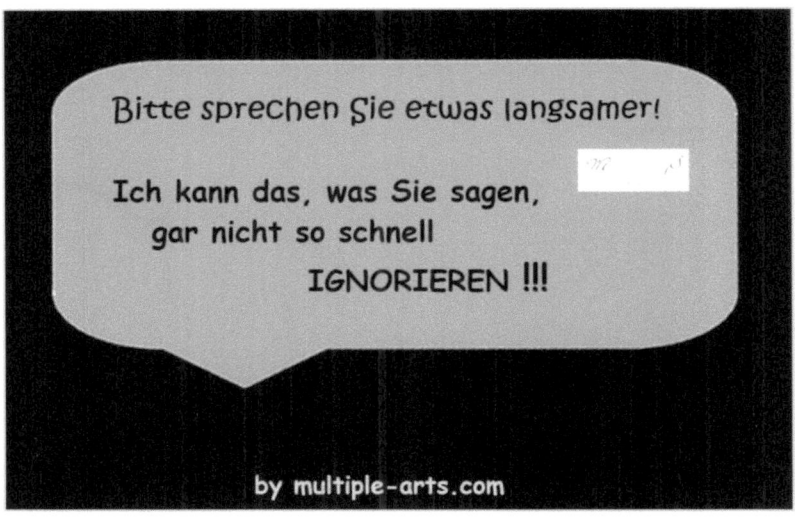

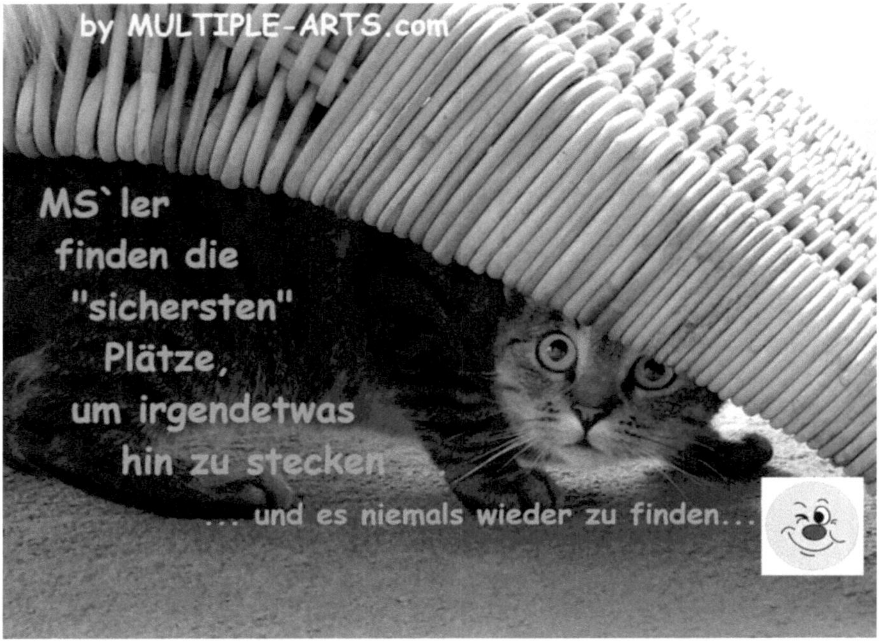

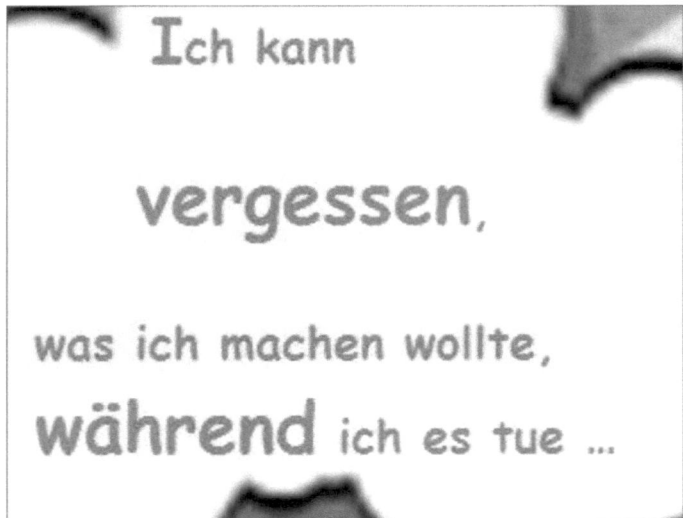

by MULTIPLE-ARTS.com

MS`ler
finden die
"sichersten"
Plätze,
um irgendetwas
hin zu stecken ...
... und es niemals wieder zu finden...

Ich kann

vergessen,

was ich machen wollte,

während ich es tue ...

Heute live:

**Spülmaschine angestellt -
ohne Pulver und Wasser.**

Kaffemaschine angestellt -
ohne Kaffeepulver.

**Pizza in Backofen gestellt -
nicht an geschaltet.**

Seien Sie LIVE dabei,
wenn ich Altglas rausbringe -
ohne Flaschen..!!!

"Liebe Selbtshilfegruppe,
mein Name ist Inge
und ich hoffe,
dass mir endlich mal
jemand **zuhört!**"

"Willkommen Edith!"

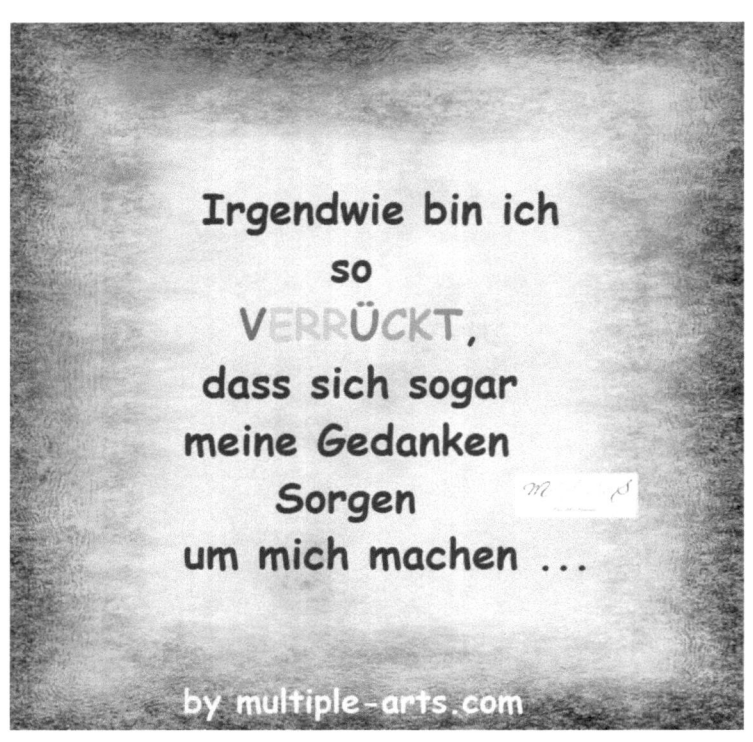

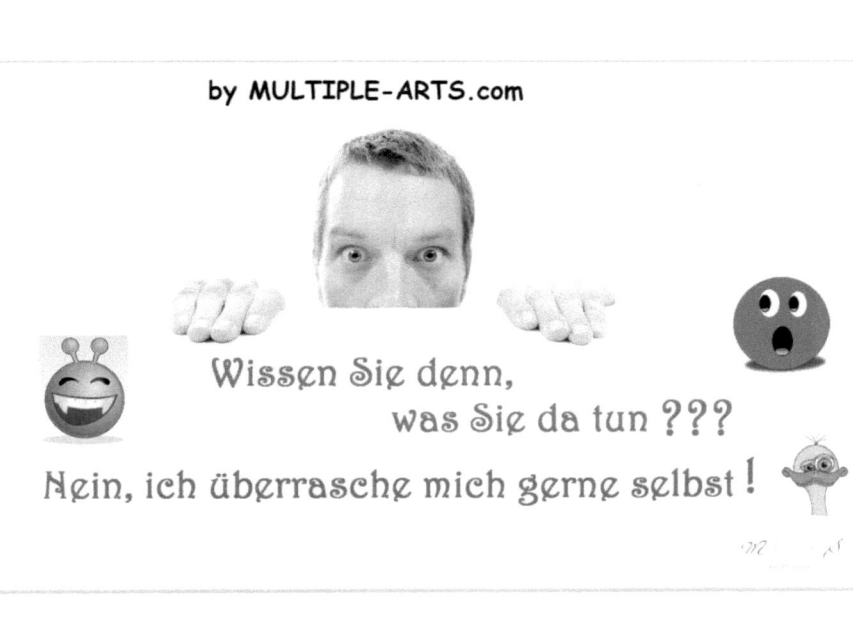

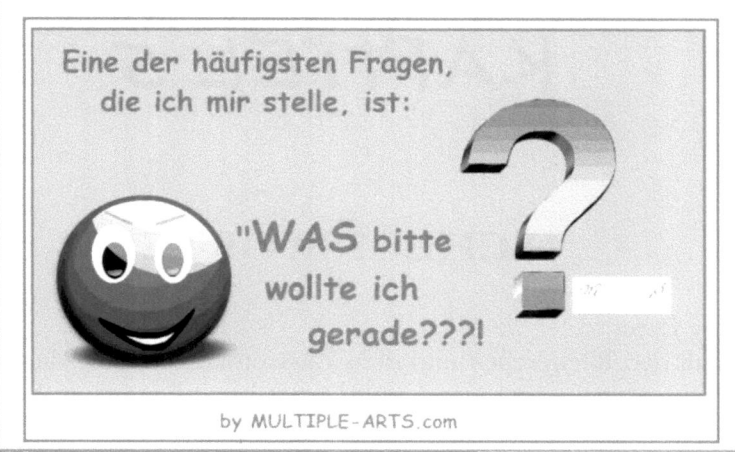

Tageszeitung / Kleinanzeigen:

VERKAUFE (oder tausche):

vernarbtes Gehirn,

allerdings äußerst sorgsam geführt und stets gut behandelt.
Es weist aber trotz guter Pflege eindeutige Gebrauchsspuren
auf und leichte bis mittelschwere Schäden könnten spürbar
sein. Einige Defekte und mittelschwere Ausfälle sind nicht
auszuschließen.
Die MS hat sichtbare Spuren hinterlassen,
aber „ansonsten" ist es gut in Takt und reich an Erfahrung.
Preis: VHB (ggflls. schenke ich es Ihnen auch)
PS: greifen Sie zu, denn ist ist ein Gehirn der besonderen
Art, denn EINES kann es ganz außergewöhnlich gut:
                KÄMPFEN !!!

KAPITEL 5

SCHLUSSWORTE

Liebe Leser!

Bei all den Recherchen und dem Zusammenfassen für dieses Buch ist klar geworden: Glück hat derjenige, der keine kognitiven Leistungsstörungen hat! ☺

Ebenso ist deutlich geworden, dass man zwar spezielle Trainingsmethoden absolvieren kann, dass man üben und trainieren und leider nur etwas vorbeugen kann, aber wenn es uns erwischt, dann ist es für alle Beteiligten ein herber Schlag. Ein weiterer Schlag auf dem MS-Weg. Auch hier sind ja die 1000 Gesichter zu Gange: Der eine MS`ler hat nur leichte kognitive Störungen, ein anderer ist schwer betroffen. Es scheint so ungerecht zu sein, aber wir müssen uns diesem Symptom ebenso stellen wie allen anderen auch und dafür sorgen, dass wir und unsere Angehörigen möglichst wenig in der Lebensqualität beeinträchtig werden. Das ist ein immerwährendes sehr schwieriges Unterfangen, von dem jeder MS`ler wirklich ein Lied singen kann. Aber wenn wir nicht aufgeben wollen, bleibt uns tatsächlich nichts anderes übrig, als die Symptome anzunehmen, ihnen die Stirn zu bieten und sie möglichst gut in unseren Alltag zu integrieren.

Für mich wurde beim Schreiben auch klar, dass „Sitzen und Denken" zum Beispiel einfacher ist als „Laufen und Denken" oder „Stehen und Denken" – denn wenn ich sitze, muss mein MS-Gehirn nicht noch zusätzlich Arbeit leisten um meine Bewegungen zu koordinieren. Das fällt mir bei hoher Konzentration immer wieder auf. Es geht einfach nicht mehr gut, Vieles gleichzeitig zu erledigen. Und selbst das „Nach und Nach" ist nicht einfach, weil dem „Nach" ja immer ein „Davor" vorangegangen ist, das uns schon Kraft gekostet hat. Ich werde also in Zukunft noch schonender und aufmerksamer mit meinen Kräften umgehen, beziehungsweise sie besser einteilen. Ein Beispiel dazu habe ich erlebt, als ich einer Freundin beim Dekorieren des Saales zu ihrer Geburtstagsparty half: Das Hin- und Herlaufen, das Schauen, Überlegen, Dekorieren und Planen und Überlegen hat mich alles zusammen sehr viel Kraft gekostet. Ich habe bewusst Pausen eingelegt und mich oft hingesetzt, aber irgendwann war alles zu viel: Zu viele Reize und ein großer Kraftaufwand – und mein Körper reagierte mit schwammigen tauben Beinen und einer Fatigue. An „vielen" Orten gleichzeitig zu sein und Entscheidungen treffen zu müssen, ist schon eine besondere Herausforderung für ein von kognitiven Störungen geplagtes MS-Hirn!

Ein anderes Beispiel: Ich konnte früher ohne weiteres ein großes Festmahl kochen, dabei so nebenbei noch die Küchenschränke auswaschen oder die Küchenfenster putzen. ☺ Danach wurde die Speise noch festlich aufgetischt und die Küche glänzte anschließend. Heute ist Kochen für mich eine Herausforderung, da das Stehen, die Wärme und das Manövrieren des Kochgeschirrs und so weiter, schon eine Herausforderung darstellt. An schlechten Tagen bin ich froh, wenn ich es dann überhaupt noch kräftemäßig schaffe, das Gericht zu essen – das heißt noch die Kraft habe, aufrecht zu sitzen und das Besteck halten zu können, geschweige denn hinterher direkt aufräumen zu können! Ich würde all dies EINZELN gut schaffen – aber das Zusammenspiel macht es schwierig und überfordert mein Gehirn manchmal. Zum Glück gibt es ja auch noch die guten Tage, die mich daran erinnern, dass Manches doch noch leistbar ist! ☺

All das ist keine Schande oder kein Versagen, sondern ein IST-Zustand, der völlig OK ist! ☺

Ich wünsche Ihnen einen offenen und guten Umgang mit diesem nicht sichtbaren Symptom der MS!

Herzliche Grüße,

Heike Führ

DANKE

Heute **danke** ich zuerst meinen zahlreichen Interviewpartnern und Berichterstattern, denn ich war auf Eure Hilfe angewiesen, um möglichst viele Beispiele nennen zu können. Danke an alle namentlich genannten und anonymen MS`ler, die so viel zu dem Buch beigetragen haben. Ihr seid spitze und ich bin froh, Euch zu kennen (wenn zum Teil auch nur virtuell – was dem Ganzen aber keinesfalls schadet). ☺

Danke an meinen Mann, der mich zeit- und phasenweise nur noch an meinem Laptop sieht und sich immer Gedanken macht, ob es mir auch noch gut geht dabei (JA, tut es ☺) – und der mich schreiben lässt und mich über meinen Recherchen und dem Manuskript „wüten und brüten" lässt.

Danke an meine Kinder- und Schwiegerkinder, die sich immer wieder nach meinen Buchprojekten erkundigen und Anteil - auch an meinem Recherchierten - nehmen. ☺

Danke an Smiley, meinen Seelenhund, der mich ebenfalls in diesen Phasen völlig in Ruhe lässt oder mich auch einmal anstupst, damit ich mich ein bisschen „bewege"! ☺

DANKE an all meine Leser und meine Follower! ☺

Danke an alle, die an mich glauben!!!

Danke an Anja – für ALLES! ☺

LINKS und QUELLENANGABEN

https://www.multiple-arts.com

https://www.einblick.ms-persoenlich.de

https://www.dmsg.de

https://www.ms-begleiter.de/

https://www.aktiv-mit-ms.de/

https://www.aktiv-mit-ms.de/

http://www.msundich.de/

http://www.ahano.de/

http://www.ms-diagnose.ch

http://www.forschungsinformationssystem.de

http://www.gesundpedia.de/

https://www.pixabay.com

Besuchen Sie mich doch gerne auch auf

Facebook MULTIPLE ARTS
Instagram multiple_arts
auf Twitter und Google+
☺

Die Bücher der Autorin:

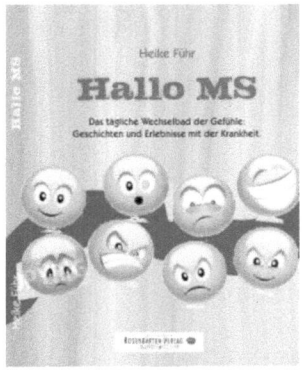

HALLO MS

"MS: 2 Buchstaben, die eine vermeintlich geordnete Welt von heute auf morgen auf den Kopf stellen". So beschreibt Heike Führ den Tag ihrer Diagnosestellung. Wie sie ihren Alltag mit einer solch tückischen und bis lang noch unheilbaren Krankheit meistert, beschreibt sie vor allem mit viel Humor und reflektiert in einer gelungenen Mischung aus Problematisierung und Relativierung. Nie werden die Herausforderungen der Krankheit geleugnet und doch triumphiert immer ihr optimistischer Kampfgeist und zeigt eindrucksvoll und selbstkritisch ihren eigenen Weg der Lebensfreude. Die Autorin weigert sich zu resignieren und erzählt ihre kleinen Alltagsfreuden, gespickt mit den Unwägbarkeiten, die durch ihre MS-Symptome unweigerlich dabei sind. "Hallo MS": nicht mehr, nicht weniger. Ein Buch, das Mut macht und Hoffnung weckt, das Anteilnahme authentisch vermittelt, Hilfestellung für den Alltag gibt und sowohl Betroffenen, als auch Angehörigen einen Einblick in die emotionale Verfassung eines chronisch kranken Menschen bietet, Ängste und Sorgen aufzeigt, aber dabei immer nach vorne schaut und niemals vor Selbstmitleid trieft. Kurzweilig und sehr alltagsnah - somit für Jedermann interessant.

242 Seiten, ISBN: 978-3-945015-07-0
19,90 Euro

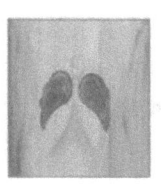

Freundschaft

FREUNDSCHAFT
In guten und in schlechten Zeiten?

Die routinierte und mittlerweile sehr erfahrene Autorin und Bloggerin Heike Führ widmet sich dem Thema Freundschaft in allen Facetten. Da sie auf Grundihrer vielfältigen Zusammenarbeit mit den unterschiedlichsten Menschen diesem wichtigen Thema immer wieder begegnet, wollte sie dem Prinzip von Freundschaften auf den Grund gehen. Das Buch ist als kleiner Ratgeber zu verstehen – es vermittelt wichtige Hintergrundinformationen, bezaubert mit Anmerkungen und selbst geschriebenen Texten über eigene Erfahrungen, sowie mit entsprechend passenden Grafiken. Ein Buch zum Lernen und Genießen, zum Schmunzeln und Erkennen. Es beleuchtet „Freundschaften" in all ihren wundervollen Möglichkeiten und Chancen, aber auch in Trennung und Schmerz, sowie Mobbing und Lästern, Neid und Missgunst.

Gedankenspiele rund um Freundschaften/Beziehungen, beste Freundinnen und Männerfreundschaften. Ernsthaft, humorvoll und locker – eine liebevolle Lektüre mit der Hommage an wahre Freundschaften!

Betrachten Sie das Büchlein als kleinen Wegweiser, um Hintergründe besser verstehen zu können und daraufhin dann adäquater handeln zu können. Nur wenn man begreift, was im Anderen vor sich gehen könnte, kann man Missverständnisse vermeiden oder gar aus dem Weg räumen.

Freundschaft – In guten und in schlechten Zeiten?
BoD – Books on Demand, Norderstedt
ISBN: 9783741238109
168 zum Teil farbige Seiten
9,99 Euro

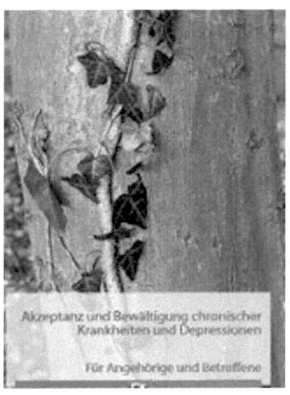

Bewältigung chronischer Krankheiten und Depressionen
Für Angehörige und Betroffene

BEWÄLTIGUNG einer chronischen Erkrankung, Bewältigung von Depressionen und der Umgang mit diesen: das ist das Thema des Buches. Die Autorin, selbst an MS erkrankt, nutzt ihre Erfahrung als erfolgreiche Bloggerin und den damit verbundenen vielfältigen Kontakten zu chronisch Kranken und bereichert das Buch mit fachlichen Informationen rund um Depressionen, über das Erschöpfungssyndrom (Fatigue), das auch bei vielen Krebspatienten auftritt und über chronische Krankheiten im Allgemeinen.

Sie zeigt Bewältigungsstrategien auf und untermauert diese mit wertvollen pädagogischen Erklärungen und vermittelt somit nicht nur Bewältigungsstrategien für schwer Erkrankte, sondern auch für das Leben an sich!

Ein besonderes Augenmerk liegt auf den Angehörigen chronisch Kranker – ihnen ist ein komplettes Kapitel gewidmet, denn die Erkrankung betrifft auch immer das soziale Umfeld des Betroffenen.

Ein Ratgeber für den Weg zu einem erfüllten Leben, untermalt mit vielen farbigen Fotos und Sprüchen.

Buchdaten:
Heike Führ
Bewältigung chronischer Krankheiten und Depressionen / Für Angehörige und betroffene
Verlag: BoD
ISBN 9783739245331
228 (23 farbige) Seiten
12,99€

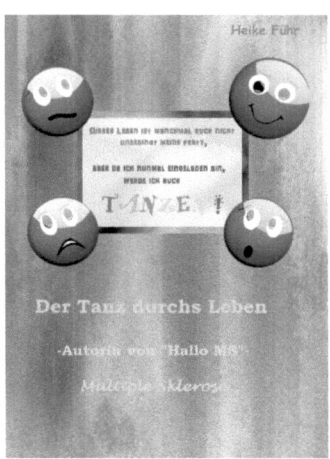

Der Tanz durchs Leben
-Autorin von „HALLO Ms"

Wie bereits in ihren acht anderen MS-Büchern entführt uns die mittlerweile sehr routinierte und erfahrene Autorin und Bloggerin Heike Führ in ein Leben mit MS – Es ist ein abwechslungsreicher Tanz durchs Leben. Sie zeigt wieder einmal mit viel Optimismus, voller Lebensfreude und Tatendrang auf, dass sich das klare und kritische Benennen der MS-Symptome lohnt, da man sich ihnen damit stellt und sie zu bewältigen lernt. Ein klarer Weg der Lebensfreude, gepaart mit Lebendigkeit und der Weigerung aufzugeben. Ein sehr lebenbejahendes Buch, das außerdem noch mit vielen fachlichen Infos aufwartet. Emotionen, Tipps, und ein JA zum Leben – ein Buch auch für Angehörige, da es deutlich erklärt, wie ein chronisch Kranker fühlt und dies alles wertfrei und liebevoll. Ebenso geht die Autorin auf die Sichtweise von Angehörigen ein und widmet den Angehörigen ein gesondertes Kapitel. Ein Buch zum Wiedererkennen und Lernen, zum Schmunzeln und Verstehen. Kurzweilig und am Puls der Zeit - somit für Jedermann interessant.

„Der Tanz durchs Leben"
284 zum Teil farbige Seiten
Verlag: BoD
ISBN 9783842350564
14,99€

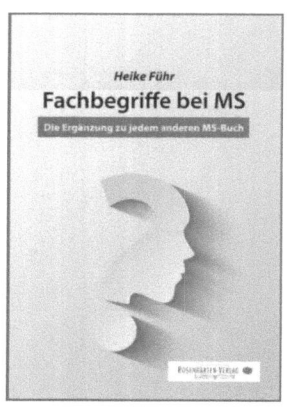

Fachbegriffe bei MS

Dieses Büchlein ist ein Wegweiser durch den Dschungel der medizinischen Fachbegriffe und vor allem durch das Chaos der komplizierten Ausdrücke rund um Multiple Sklerose (MS). Aber auch viele andere chronisch Kranke werden hier ein sehr hilfreiches Nachschlagewerk finden.

Manchmal ist es einfacher, schneller und unkomplizierter, ein kompaktes Büchlein in der Hand zu halten, als sich durch viele verschiedene Bücher oder das Internet zu kämpfen. Deshalb ist das Buch einfach nur als Nachschlagewerk gedacht und befasst sich mit den gängigsten Begriffen rund um die MS. Von medizinischen Wörtern über psychologische Fachbegriffe und sonstige Therapien. Am Ende ließ es sich die Autorin nicht nehmen, noch einmal ein paar eigene Texte hinzu zu fügen. Diese passen perfekt zu ihrem 1. MS-Buch "Hallo MS", das ebenfalls im Rosengarten-Verlag erschienen ist. Außerdem passt dieses Lexikon der Fachbegriffe zu jedem anderen MS-Buch und ergänzt sie um ein Vielfaches.

Taschenbuch: 88 Seiten - Verlag: A.S. Rosengarten-Verlag; Auflage: 1. (3. April 2015)
ISBN-10: 3945015162
10,90 Euro

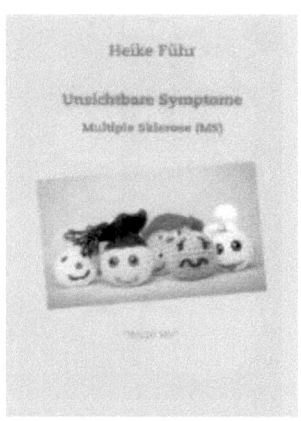

UNSICHTBARE Symptome

Nach dem erfolgreichen Erstlingswerk „Hallo MS" und dem kleinen Ratgeber „SEXUALITÄT/Tipps bei chronischen Erkrankungen", nimmt sich die Autorin diesmal den „UNSICHTBAREN SYMPTOMEN" der MS (Multiple Sklerose) an. Sätze wie „Du siehst gar nicht krank aus!", oder gut gemeinte Ratschläge, wie „Du musst Dich nur mal ordentlich ausschlafen", kann kein ernsthaft Erkrankter mehr hören. Heike Führ erklärt anschaulich die unsichtbaren Symptome der MS. Ihre Texte sind voller Emotionen, Optimismus, Lebensmut und auch Sarkasmus geschrieben. Sie beschreiben sowohl Betroffenen, als auch Angehörigen in aller Deutlichkeit, warum nicht sichtbare Symptome ebenfalls ein ernstzunehmendes Problem darstellen. Außerdem zeigt sie auf, wie kränkend es für Betroffene ist, wenn man diese Symptome nicht wahrnimmt und ihnen vor allem keinen Glauben schenkt. Nicht nur für MS`ler und Außenstehende, auch für viele andere chronisch Kranke ist dieses Buch Balsam auf der Seele.

Taschenbuch: 84 Seiten - Verlag: Books on Demand; Auflage: 1 (22. Januar 2015)
ISBN-10: 3734755646
6,99 Euro

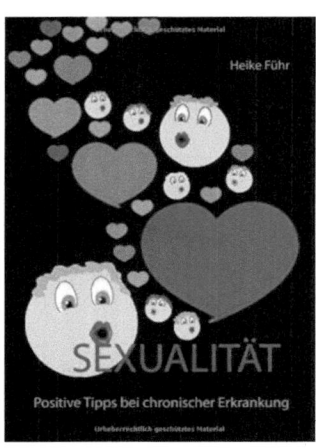

Intimität ist mehr als Sex –
Wenn SEX zur Nervensache wird…

Kaum ein Gebiet ist so intim, Scham – und Angstbesetzt, wie die eigene und die Paar-Sexualität. Und kaum etwas anderes in einer Beziehung macht uns so verletzlich. Dabei ist Sexualität eine wundervolle Möglichkeit, Nähe zum geliebten Partner herzustellen und zu halten, oder in schwierigen Lebensphasen nicht den „Kontakt" zueinander zu verlieren. Aber besonders wenn ein Paar mit der Diagnose einer chronischen Erkrankung, wie z. B. MS, konfrontiert wird, versteht man, wie wichtig es ist, sich gegenseitig zu begreifen. Hier hilft die Autorin mit Ratschlägen, die sie auf Grund vieler Recherchen und Interviews mit an „Multipler Sklerose" - Erkrankten führte. Aber auch für Singles hält die Autorin Vorschläge bereit! Alltagsnah und somit sowohl für „Gesunde" als auch für chronisch Kranke, ist dieses Buch ein Begleiter in Sachen Sexualität. Behutsam wird der Fokus auf das gegenseitige Verstehen und Vertrauen gelenkt und zeigt Gesprächs-Formen auf. Ein kurzweiliger und lebensnaher kleiner Ratgeber, der in keinem Haushalt fehlen sollte.

Taschenbuch: 68 Seiten - Verlag: Books on Demand; Auflage: 1 (24. September 2014) - ISBN-10: 3735793991, 5,99 Euro

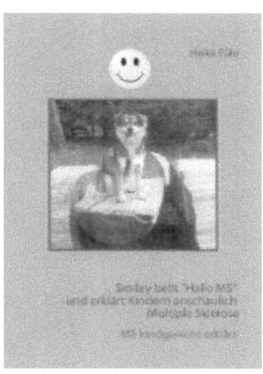

Smiley erklärt Kindern MS

Dieses anrührende Kinderbuch beschreibt an Hand von dem süßen Mischlingshund Smiley und seinen beiden Freunden Fine und Balou anschaulich und sehr kindgerecht, was Multiple Sklerose (MS) ist. Smiley erklärt äußerst behutsam auf der Ebene des Kindes, wie sich MS äußern kann und wie es einem betroffenen Elternteil oder anderen betroffenen Angehörigen und Freunden mit MS gehen kann. Mit schönen authentischen Fotos und lustigen Geschichten aus seinem Hundeleben verknüpft er diese Botschaft so zartfühlend und hinreißend, dass Kinder bei der Begeisterung über den Hund Smiley und seine Freunde die Dramatik einer chronischen Erkrankung zwar begreifen, sie aber niemals als bedrohlich erleben. Die Autorin hat sich ihre jahrzehntelange Berufserfahrung als Erzieherin mit vielen pädagogischen und psychologischen Weiterbildungen zu Nutze gemacht und empathisch ein Kinderbuch, das auch gleichzeitig ein Ratgeber ist, geschrieben. Ein Buch, das man auch Erwachsenen zum besseren Verständnis der MS in die Hand drücken kann.

**Der komplette Erlös geht an
den Tierschutzverein Santorini e.V.**

Taschenbuch: 48 Seiten - Verlag: Books on Demand; Auflage: 2 – mit farbigen Fotos, ISBN-10: 373476730X, 5,99 Euro

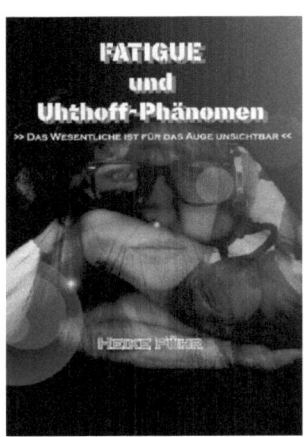

FATIGUE und UHTHOFF-PHÄNOMEN

MS (Multiple Sklerose) ist die Krankheit mit den 1000 Gesichtern. Autorin Heike Führ hat bereits 5 MS-Begleitbücher geschrieben und widmet sich hier jenen zwei UNSICHTBAREN Symptomen der MS, die sie aus eigener Erfahrung sehr gut kennt. Denn gerade die unsichtbaren Symptome schränken das Leben eines MS`lers ein, da sie man ihnen oft nicht glaubt. Die Fatigue und das Uhthoff-Phänomen belasten den MS- Alltag teilweise so allumgreifend und zerstörerisch, dass viele Betroffene bereits früh die Erwerbsminderungsrente erhalten und ihr Leben nach diesen beiden Symptomen ausrichten müssen. Mit wichtigen fachlichen Infos und ihren Geschichten beschreibt die Autorin diese beiden Symptome – einmal sachlich, dann wieder emotional und humorvoll. MS`ler werden sich in den Texten wiederfinden und Angehörige können endlich diese schrecklichen Symptome verstehen.

Bei Bestellung über (www.lesend-helfen.de) gehen 30% des Kaufpreises an die DMSG/ BAER (Kinder mit juveniler MS)

Taschenbuch 99 Seiten –
Verlag: Esch-Verlag - ISBN: 978-3-95555-067-7
8,99 Euro

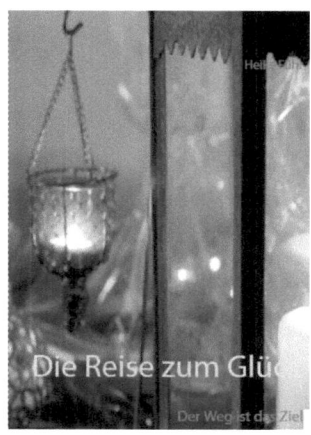

Die Reise zum Glück – Der Weg ist das Ziel

Ein Buch für alle Sinne – zum Anschauen und Genießen, zum Verstehen und Lernen.

Der Weg zum Glück –nicht als Wettbewerb, sondern mit Freude und Achtung der eigenen Persönlichkeit.

Dass Glücksempfinden auch mit einer chronischen Erkrankung möglich ist, zeigt Autorin Heike Führ noch zusätzlich mit liebevoll gestalteten Bildern, Zitaten, Texten und vielen wissenschaftlichen Recherchen auf.

Ein Buch für Gesunde ebenso wie für Gehandicapte – Entspannung pur, viele Anregungen und Tipps.

„Der Weg ist das Ziel" könnte das Motto des Buches sein – geht es eigentlich nur um das wahrnehmen der kleinen großen Dinge im Leben.

„Die Reise zum Glück"
204 Seiten (z. Teil farbig) / Verlag: BoD
ISBN: 9-783739-200897
12,99€

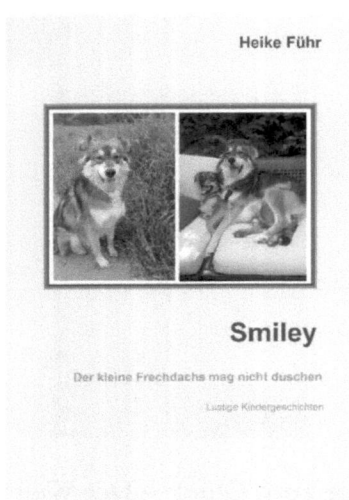

SMILEY – Der kleine Frechdachs mag nicht duschen

Schon in Band 1 „SMILEY bellt HALLO MS!" erzählt der süße und quirlige Mischlingshund witzige und amüsante Geschichten aus seinem Hundeleben. Nun geht es detaillierter mit all seinen Anekdoten weiter.

Autorin Heike Führ setzt ihre Ausbildung als Erzieherin sinnvoll und kindgerecht ein, indem sie lustig viel Wissen über die Natur, den Straßenverkehr und Vieles mehr vermittelt. Smiley wird zu einem Vorbild und liebevollem Begleiter, der zusammen mit seiner schlauen Hunde-Freundin Fine den Kindern unterbewusst wichtige Werte vermittelt.

Die Sprache ist kindgerecht und doch auch fordernd – ein wichtiger Ausgleich in der Pädagogik.

SMILEY – der kleine Frechdachs mag nicht duschen
104 zum Teil farbige Seiten / Verlag: BoD
ISBN 9 783739 218250
7,99 Euro

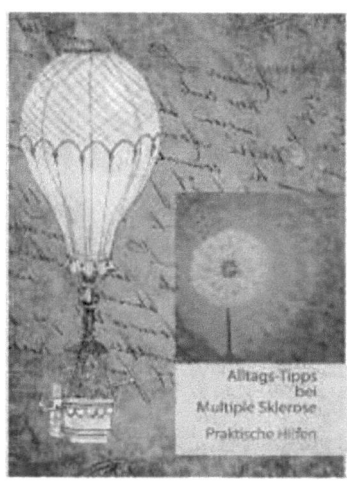

Alltags-Tipps bei MS / Praktische Hilfen

„Alltags-Tipps in vielerlei Hinsicht – das ist die Intention des Buches. Je nach Verlauf und je nach Ausprägung der „tausend Gesichter" der MS wird sich auch der jeweilige Alltag gestalten. Die routinierte Autorin gibt praktische Tipps zu Hilfsmitteln oder Alltags-Situationen ebenso, wie sie mit fachlichen Infos zur Seite steht. Ein Buch zum Lernen und auch Zurücklehnen, zum Schmunzeln und sehr hilfreich mit all den vielfältigen Anregungen. Für MS`ler ist es ebenso geeignet, wie auch für andere körperlich Behinderte.

Lebensnahe auf die Praxis bezogene Tipps bilden den Hauptteil. Sie rundet all dies mit ihren authentischen Texten rund um Behinderungen, wie beispielsweise Multiple Sklerose, ab und hilft damit sowohl Betroffenen, als auch Angehörigen enorm."

„Alltags-Tipps bei Multiple Sklerose"
Verlag: BoD, 128 Seiten
ISBN: 9783739224664
Euro: 7,99.-

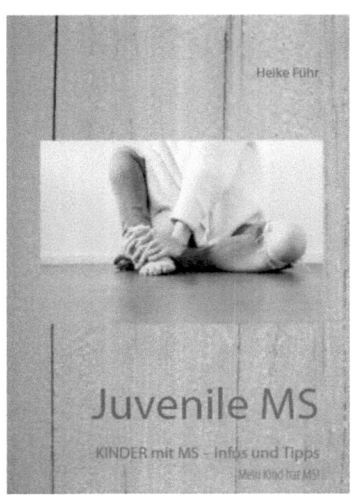

Kinder mit MS

MS-Diagnose: ein Schock!

Aber es ist so wichtig, allen Beteiligten deutlich zu machen, dass es sich zwar um eine momentan noch unheilbare Erkrankung handelt, dass sie aber keineswegs zwangsläufig im Rollstuhl oder mit völliger Hilflosigkeit enden muss. Das Motto des Buches: „MS ist nicht das Ende, sondern nur ein neuer Anfang!"

3-5% der Betroffenen bekommen die Diagnose vor dem 17. Lebensjahr. Es türmen sich Fragen, Ängste und Sorgen, Nöte und vor allem eins: Unsicherheit! Die Zukunft, die bis eben noch überschaubar war, bekommt große Risse, wird unkalkulierbar und unvorhersehbar. Wie mag es Eltern gehen, wenn ihr Kind diese Diagnose erhält? Kaum auszumalen dieser Schock und diese Emotionen, die die Eltern dann überfluten. Wie geht es dem Kind / Jugendlichen, wenn es solch eine Diagnose erhält?

Autorin Heike Führ, die bereits 7 MS-Begleitbücher geschrieben hat, widmet sich nun diesem speziellen Thema rund um die kindliche MS. Mit fachlichen Infos, Tipps und pädagogisch-psychologischen Überlegungen gestaltet sie dieses Buch. MS ist die Krankheit der 1000 Gesichter und so unterschiedlich verläuft sie auch.

ISBN: 9 783739 228792 / 6,99€

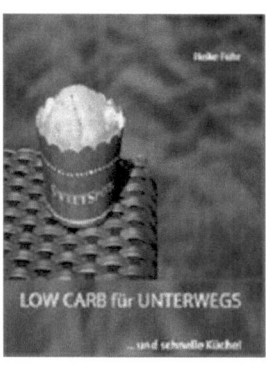

LOW CARB für UNTERWEGS

Low Carb muss nicht kompliziert sein. Aus eigenem Interesse hat die Autorin schnelle, einfache und sinnvolle Rezepte für „UNTER-WEGS" zusammengestellt. Praktisch und auch für den „kleinen Hunger zwischendurch" mit Tipps und vielen bunten Fotos zu den Rezepten.

Essen für unterwegs kann etwas sein, das man „aus der Hand" essen möchte, oder sich in einem Behälter plus Besteck mitnimmt.

Beide Rezept-Varianten sind hier vertreten.

LOW CARB für Eilige – hier werden Sie fündig!

Taschenbuch: 84 Seiten (mit farbigen Fotos zu den Rezepten)
Heike Führ
Verlag: Books on Demand; Auflage: 1 (15. August 2016)
ISBN-13: 978-3738617139
6,99€